食品营养与配餐

主 编 杨庆伟　廖振宇　刘　皓

副主编 刘　晨　马倩影

参 编 闫林韬　李　达　李晓阳

北京理工大学出版社

BEIJING INSTITUTE OF TECHNOLOGY PRESS

内 容 提 要

本书突破传统的内容体系，根据营养师、营养配餐员的能力需求，进行项目化设计。每个项目都设置知识目标、能力目标、素质目标，并且适应项目导向、任务引领的课程改革发展形势。每个项目下有若干任务，每个任务都会有一个任务工单，依据职业岗位的工作实际要求，并与学生认知规律相结合设计工作流程。本书共分为营养基础篇、营养评价篇、营养配餐篇三篇。其中，营养基础篇包括1个项目：营养素分析；营养评价篇包括2个项目：食品营养价值评价、膳食调查与评价；营养配餐篇包括4个项目：一般人群食谱设计、特定人群食谱设计、特殊环境人群食谱设计、慢性病人群食谱设计。

本书可作为高等院校食品、生物、医学、酒店类相关专业的教材，也可作为相关人员岗位培训、技能证书培训教材。

图书在版编目（CIP）数据

食品营养与配餐 / 杨庆伟，廖振宇，刘皓主编. --
北京：北京理工大学出版社，2023.5
ISBN 978-7-5763-1883-8

Ⅰ.①食… Ⅱ.①杨… ②廖… ③刘… Ⅲ.①食品营养-高等学校-教材②膳食营养-高等学校-教材 Ⅳ.①R151.3

中国版本图书馆CIP数据核字（2022）第227716号

出版发行 / 北京理工大学出版社有限责任公司	
社　　址 / 北京市海淀区中关村南大街5号	
邮　　编 / 100081	
电　　话 / （010）68914775（总编室）	
（010）82562903（教材售后服务热线）	
（010）68944723（其他图书服务热线）	
网　　址 / http://www.bitpress.com.cn	
经　　销 / 全国各地新华书店	
印　　刷 / 河北鑫彩博图印刷有限公司	
开　　本 / 787毫米×1092毫米　1/16	
印　　张 / 13	责任编辑 / 赵　岩
字　　数 / 295千字	文案编辑 / 赵　岩
版　　次 / 2023年5月第1版　2023年5月第1次印刷	责任校对 / 周瑞红
定　　价 / 89.00元	责任印制 / 王美丽

本书编写委员会

主　编：杨庆伟　天津现代职业技术学院

　　　　廖振宇　谱尼测试科技（天津）有限公司

　　　　刘　皓　天津现代职业技术学院

副主编：刘　晨　天津现代职业技术学院

　　　　马倩影　天津现代职业技术学院

参　编：闫林韬　南开大学后勤服务处（膳食服务中心）

　　　　李　达　天津现代职业技术学院

　　　　李晓阳　天津现代职业技术学院

前 言 Preface

党的二十大报告提出要推进健康中国建设，把保障人民健康放在优先发展的战略位置，而全面的营养健康建设是其中重要环节。"十四五"开年之际，专业目录重新调整。为了打造专业实用型人才，突出实用、够用的教育特色，编者编写了《食品营养与配餐》，可最大限度地满足食品、医学类各个专业的教学需要。

本书打破了原有教材偏重学科知识的体系，以岗位任务为课程单位，重新梳理教材内容，将过时的内容从教材中剔除，将典型工作岗位任务作为教材的主题内容，并将国家职业资格（公共营养师、营养配餐员）相关考核内容融入教材中。同时以立德树人为根本任务，深入挖掘思政元素，将工匠精神、职业道德等内容融入教材中。充分融合多种信息化资源（电子课件、视频、网络平台），建设新形态活页式教材，将岗位工作任务、技术更新、课程思政、信息化课程资源、新技术、新工艺等充分融合，使教材内容更加丰富、形式更加多样，更加符合学生的认知规律。

本书共分为三篇七个项目，分别为：营养基础篇，包括营养素分析；营养评价篇，包括食品营养价值评价、膳食调查与评价；营养配餐篇，包括一般人群食谱设计、特定人群食谱设计、特殊环境人群食谱设计、慢性病人群食谱设计。本书采用校企合作共同开发的模式开发，其中杨庆伟负责本书框架设计，并与李达、李晓阳共同负责项目四、项目五、项目六、项目七的编写，廖振宇负责本书框架设计和岗位能力的分析，闫林韬负责项目四、项目五、项目六、项目七中食谱设计流程分析，刘皓负责项目三的编写，刘晨负责项目一的编写，马倩影负责项目二的编写。

由于编者水平有限，不妥和错误之处在所难免，敬请读者批评指正。

编　者

目 录 Contents

第一篇　营养基础篇

项目一　营养素分析

项目一　营养素分析

项目导读

　　人体为了维持生命及从事各项体力活动，必须从各种食物中获得能量以满足需要。不仅体力活动需要能量，而且机体处于安静状态时也需要能量来维持体内器官的正常生理活动，如心脏的跳动、血液循环、肺呼吸、腺体分泌等。这些能量的来源是食物中的碳水化合物、脂类和蛋白质三种营养物质，而食物中的无机盐和维生素不能供给能量。碳水化合物、脂类和蛋白质也因此被统称为"产能营养素"或"热源质"。合理的营养有益健康，为了维持生命和健康，保证身体的生长发育、身体活动和学习思维的需要，人体必须不断从食物中摄取必要的营养物质。这些营养素包括蛋白质、脂类、碳水化合物、矿物质、维生素、水和膳食纤维，统称为人体七大必需营养素。本项目包括两个任务：任务一为人体的能量需要；任务二为营养素分析与计算。

学习目标

1. 知识目标
(1)掌握能量的供给与食物来源。
(2)掌握不同人群每日能量的计算方法。
(3)掌握各种营养素与人体健康的关系。

2. 能力目标
(1)能够通过计算确定不同人群的每日能量需要量。
(2)能够对各类食物的能量进行分析。
(3)能够计算三大产能营养素的需要量。

3. 素质目标
(1)具有营养意识、健康意识。
(2)具有精益求精的工匠精神。

任务一　人体的能量需要

请大家根据自己的身高、体重、活动量计算每日所需要的总能量。要求小组内成员合作完成小组成员每人每天的总能量需要，并总结能量需要量的影响因素。对于该任务完成情况，主要依据组内互评(素质考评、实操考评)和教师评价(素质考评、实操考评、知识考评)两个方面进行评价。

引导问题 1：怎样根据身高计算出标准体重？
引导问题 2：怎样根据实际体重与身高计算出体质指数？
引导问题 3：怎样判断肥瘦情况？
引导问题 4：根据就餐对象的体力活动及胖瘦情况查表确定能量需要量。

一、能量认知

国际上通常以焦耳(J)为热能的计量单位，1 J 相当于 1 N 的力使 1 kg 的物质移动 1 m 所消耗的能量。同时也仍然使用卡(cal)为计量单位，1 cal 是使 1 g 纯水由 15 ℃升到 16 ℃ 所需要的能量。

$$1 \text{ J} \approx 0.239 \text{ cal}$$
$$1 \text{ cal} \approx 4.186 \text{ J}$$

在实际应用中，通常使用 kJ(千焦耳)和 kcal(千卡)，即 J 和 cal 的 1 000 倍。

二、人体的能量消耗

人体的能量消耗不仅维持生命活动，以及从事各种体力活动，还要面对成长、怀孕、疾病、创伤等，同时食物的消化和吸收也需要消耗能量。因此，机体的能量消耗主要由基础代谢、食物特殊动力作用、体力活动和生长发育四个方面构成。其中，正常成人的能量消耗主要用于维持基础代谢、体力活动、食物的特殊动力作用的需要，而孕妇、乳母、婴幼儿、儿童、青少年、刚痊愈的机体还包括生长发育的能量消耗。

1. 基础代谢的能量消耗

基础代谢是维持人体最基本生命活动所必需的最低能量消耗，即人体在安静和恒温条件下(一般18 ℃～25 ℃),禁食12小时后,静卧、放松而又清醒时为维持必需的生理过程所消耗的能量。必需生理过程包括呼吸、循环、腺体分泌、肌肉的一定紧张度和维持正常体温等,没有这些过程生命将会停止。

基础代谢的能量消耗受许多因素的影响,体型、性别、年龄和生理状态都对基础代谢的高低有影响。一般来说,对于基础代谢的能量消耗,男性比女性高,儿童和青少年比成年人高,寒冷气候下比温热气候下高。

基础代谢的高低可以用基础代谢率来表示。基础代谢率(BMR)是指单位时间内每平方米体表面积基础代谢所消耗的能量,用 $kJ/(m^2 \cdot h)$ 来表示。

影响基础代谢能量消耗的因素:年龄,生长期的儿童基础代谢率较高,青壮年期较稳定,老年人基础代谢率较低;性别,同年龄组的男性基础代谢率高于女子,妇女妊娠期基础代谢率随生理变化而增高;体型,身体瘦长者基础代谢率高于胖体型;环境温度,寒冷气温下的人基础代谢高于温热带气温下的人;药物的影响,尼古丁和咖啡因可以刺激基础代谢水平升高;此外,人体激素分泌、神经紧张程度、营养状况、疾病等都影响基础代谢的能量消耗。

2. 食物特殊动力作用的能量消耗

食物特殊动力作用又称为食物热效应,是指人体在摄食过程中,由于要对食物中营养素进行消化、吸收、代谢转化等,需要额外消耗能量,同时引起体温升高和散发能量。

不同产能营养素的食物热效应不等:脂类消耗本身产生能量的4％～5％;碳水化合物消耗本身产生能量的5％～6％;蛋白质消耗本身产生能量的30％。

3. 体力活动的能量消耗

体力活动所消耗的能量与活动强度、持续时间及动作的熟练程度有关。活动强度越大、持续时间越长、动作越不熟练,消耗的能量越多。体力活动消耗的能量,除基础代谢外,是构成人体能量消耗的主要部分。通常情况下,占人体总能量消耗的25％～35％。

4. 生长发育对能量的需求

体内有新组织的增长时,需要消耗能量。如每增加1 g的体内新组织,正常婴儿所需的能量约为5.6 kJ/g,成人约为8.2 kJ/g,孕妇约为6.4 kJ/g。

 思考小常识

大部分积极减肥的小伙伴都有这样一个误区,认为每天必须大量运动才能消耗能量,不动身体就不消耗能量,就不会瘦,其实这种认知是错误的。我们人体无时无刻不在消耗着能量,即便每天只吃不动,也都存在着能量的消耗,小到一个呼吸,大到一场马拉松,人体一切生命活动都需要能量的维持。正常成人能量消耗主要用于维持基础代谢、体力活动、食物特殊动力作用的需要,运动与非运动人群每日能量消耗有什么区别?

三、人体一日能量需要量的确定

1. 直接查表法

从《中国居民膳食营养素参考摄入量》中可直接查出各个年龄段不同人群对应的能量需要量，如 18 周岁从事轻体力活动的男性每日需要 2 250 kcal(9.42 MJ)的能量；女性需要 1 800 kcal(7.53 MJ)。

中国居民膳食
营养素参考摄入量

2. 计算法

(1)根据身高计算出标准体重：
$$标准体重(kg)=身高(cm)-105$$

(2)根据实际体重与身高计算出身体质量指数(BMI)：
$$身体质量指数(kg/m^2)=实际体重(kg)/[身高(m)]^2$$

(3)判断胖瘦情况：BMI 正常值为 18.5～23.9。BMI<18.5 为消瘦；BMI 为 24～27.9 为超重；BMI≥28 为肥胖。

(4)根据就餐对象的体力活动及胖瘦情况查表确定能量需要量。

(5)一日能量供给量(kcal)=标准体重(kg)×单位标准体重能量需要量(kcal/kg)。单位标准体重能量需要量见表1-1。

表 1-1　成年人每日能量供给量估算表(kcal/kg 标准体重)

体型	体力活动量			
	极轻体力活动	轻体力活动	中体力活动	重体力活动
消瘦	35	40	45	45～55
正常	25～30	35	40	45
超重	20～25	30	35	40
肥胖	15～20	20～25	30	35

【例 1-1】　某中等体力强度的成年人身高为 175 cm，体重为 68 kg，求其每日所需要的能量。

解：(1)该成年人标准体重=175-105=70(kg)。

(2)该成年人 BMI=$68/1.75^2$=22.2(kg/m^2)，正常。

(3)查表 1-1 知正常体重、中体力活动者单位标准体重能量供给量为 40 kcal/kg。

(4)总热能需要量=70×40=2 800(kcal)≈11 720 kJ。

四、能量在食品加工中的变化

自然界中的食物一般需要加工处理，使食物在外观、风味、卫生、安全、方便、储藏等方面有比较大的改进。为了实现这些目标，要在食品的生产过程中采取一定的措施。这些措施主要分为两大类：一类是为延长食物的保存期限而采取的加工工艺，以脱水工艺、冷冻冷藏工艺、罐藏杀菌工艺等为代表；另一类措施主要是为改善或赋予食物新口味而采取的加工工艺。但无论采取哪一种措施，在其加工过程中，都会让食物的营养价值发生一定的改变，如果食物的三大产能营养素的含量或绝对量产生了改变，则食物中的能量也会随之发生变化。

五、能量的供给与食物来源

1. 能量的供给

能量的供给应依据能量的消耗而定，不同人群的需要和供给量各不同，参照《中国居民膳食营养素参考摄入量》。

2. 能量的食物来源

碳水化合物、脂类和蛋白质三种产能营养素普遍存在于各种食物中，但是动物性食物一般比植物性食物含有更多的脂类和蛋白质。

工业食品中含能量的多少是营养学方面的一项重要指标，但是无论是哪种食品，都应有一定的营养密度，而且从总的情况来看，在人体所需热能和各种营养素之间应保持一定的平衡关系。

六、知识要点测试

知识要点测试

任务实施

步骤一：工作准备

记录笔、记录本、《中国居民膳食营养素参考摄入量》。将个人的信息及相关内容填在任务工单中（表1-2）。

中国居民膳食
营养素参考摄入量

表 1-2 任务工单

任务名称	人体的能量需要	指导教师	
学号		班级	
组员姓名		组长	
任务要求	要求大家根据自己的身高、体重、活动量计算每日所需要的总能量，小组内成员合作完成小组成员每人每天的总能量需要，并总结能量需要量的影响因素		
资讯与参考			
决策与计划			
实施步骤与过程记录			

续表

检查与评价	自我检查记录			
	结果记录			
文档清单	列出本人完成过程中涉及的所有文档			
	序号	文档名称	完成时间	负责人
	1			
	2			
	3			
	4			
	5			

步骤二：工作程序

小贴士

　　一个人想评价自己是否肥胖最简便的方法便是计算 BMI，通过 BMI 可以大致了解自己是消瘦、正常还是超重或肥胖，这样可以及时地调整饮食，预防疾病。因此，在计算 BMI 时一定要仔细、认真。

1. 了解目标人群的年龄、性别、身高、体重、活动量等基本情况

2. 能量供给量的确定

步骤三：检查

根据每位同学的每日能量需要量，对每一步计算过程进行检查。

步骤四：评估

小组内成员根据各自的任务实施过程和结果完成情况互相打分，评价结果呈现形式见表 1-3，教师评价结果呈现形式见表 1-4。

表 1-3　组内互评表

任务名称		人体的能量需要		验收结论	
验收负责人				验收时间	
验收对象					
任务要求		要求大家根据自己的身高、体重、活动量计算每日所需要的总能量，小组内成员合作完成小组成员每人每天的总能量需要，并总结能量需要量的影响因素			
实施方案确认					
文档清单	接收本任务完成过程中涉及的所有文档				
	序号	文档名称		接收时间	接收人
	1				
	2				
	3				
	4				
	5				
验收评分	配分表				
	考核项目			配分	得分
	素质考评	工作纪律		20	
		团队合作		20	
	实操考评	标准体重的计算		10	
		身体质量指数的计算		10	
		判断胖瘦情况		10	
		查表		10	
		能量供给量的计算		20	
效果评价					

表 1-4　教师评价表

任务名称	人体的能量需要	验收结论	
验收教师		验收时间	
验收对象			
任务要求	要求大家根据自己的身高、体重、活动量计算每日所需要的总能量，小组内成员合作完成小组成员每人每天的总能量需要，并总结能量需要量的影响因素		
实施方案确认			

文档清单	接收本任务完成过程中涉及的所有文档			
	序号	文档名称	接收时间	接收人
	1			
	2			
	3			
	4			
	5			
验收评分	配分表			
	考核项目		配分	得分
	素质考评	工作纪律	10	
		团队合作	10	
	实操考评	标准体重的计算	10	
		身体质量指数的计算	10	
		判断胖瘦情况	10	
		查表	10	
		能量供给量的计算	20	
	知识考评	课上测试	20	
效果评价				

任务二　营养素分析与计算

任务描述

一从事重体力活动水平的成年女子，体型正常，一日能量需要量为 2 400 kcal，请计算出她每餐蛋白质、脂类、碳水化合物的供给量。要求小组内成员合作完成计算，并分析蛋白质、脂类、碳水化合物、维生素、无机盐、水和膳食纤维与人体健康的关系及食物来源。对于该任务完成情况，主要依据组内互评(素质考评、实操考评)和教师评价(素质考评、实操考评、知识考评)两个方面进行评价。

任务引导

引导问题1：三大产能营养素供能比是多少？
引导问题2：每日产能营养素供给量是多少？
引导问题3：三餐能量分配比例是多少？
引导问题4：计算每餐产能营养素的供给量。

知识要点 📄

一、蛋白质与人体健康

蛋白质是化学结构复杂的一类有机化合物，是人体的必需营养素之一。生命的产生、存在和消亡都与蛋白质有关，蛋白质是生命的物质基础，没有蛋白质就没有生命。

1. 蛋白质的分类

(1)完全蛋白质是指所含必需氨基酸种类齐全、数量充足、比例适当，不但能维持成人的健康，而且能促进儿童生长发育的蛋白质，如乳类中的酪蛋白、乳白蛋白，蛋类中的卵白蛋白、卵磷蛋白，肉类中的白蛋白、肌肉蛋白，大豆中的大豆蛋白，小麦中的麦谷蛋白，玉米中的谷蛋白等。

(2)半完全蛋白质是指所含必需氨基酸种类齐全，但有的数量不足，比例不适当，可以维持生命，但不能促进生长发育的蛋白质，如小麦中的麦醇溶蛋白等。

(3)不完全蛋白质是指所含必需氨基酸种类不全，既不能维持生命，也不能促进生长发育的蛋白质，如玉米中的玉米醇溶蛋白，动物结缔组织和肉皮中的胶质蛋白，豌豆中的豆球蛋白等。

将蛋白质划分为完全蛋白质、半完全蛋白质和不完全蛋白质是比较粗略的，仅具有相对意义。一般来说，动物性食品比植物性食品中所含完全蛋白质多，所以动物性食品蛋白质的营养价值一般高于植物性食品蛋白质。

2. 蛋白质的生理功能

(1)构成身体组织：蛋白质是构成机体组织、器官的重要成分。人体各组织、器官无一不含蛋白质。

(2)调节生理功能：机体生命活动之所以能够有条不紊地进行，是因为多种生理活性物质的调节。而蛋白质在体内是构成多种具有重要生理活性物质的成分，参与调节生理功能。

(3)供给能量：蛋白质在体内分解成氨基酸后，经脱氨基作用生成的α-酮酸，可以直接或间接经三羧酸循环氧化分解，同时释放能量，是人体能量来源之一。

蛋白质缺乏症

3. 蛋白质推荐摄入量及食物来源

(1)蛋白质推荐摄入量。按能量计算，蛋白质摄入量应占总能量摄入量的 $10\% \sim 12\%$，儿童青少年为 $12\% \sim 14\%$。中国营养学会提出的成年男子、轻体力劳动者蛋白质推荐摄入量为 75 g/d。

(2)蛋白质的主要食物来源。蛋白质的食物来源可分为植物性蛋白质和动物性蛋白质两大类。在植物蛋白质中，谷类含蛋白质 10% 左右，蛋白质含量不算高，但谷类是人们的主食，所以仍然是膳食蛋白质的主要来源。豆类含有丰富的蛋白质，特别是大豆含蛋白质高达 $36\% \sim 40\%$，氨基酸组成也比较合理，在体内的利用率较高，是植物蛋白质中非常好的蛋白质。

蛋类含蛋白质 11%～14%，是优质蛋白质的重要来源。奶类（牛奶）一般含蛋白质 3.0%～3.5%，是婴幼儿除母乳外蛋白质的最佳来源。肉类包括禽、畜和鱼的肌肉。新鲜肌肉含蛋白质 15%～22%，肌肉蛋白质营养价值优于植物蛋白质，是人体蛋白质的重要来源。为改善膳食蛋白质质量，在膳食中应保证有一定数量的优质蛋白质。一般要求动物性蛋白质和大豆蛋白质应占膳食蛋白质总量的 30%～50%。

 思考小常识

通过人体成分分析仪的测量，同学们分析自己蛋白质摄入量是否正常？蛋白质如果过量，会对人体产生哪些影响？蛋白质如果不足，会对人体产生哪些危害？日常生活中，我们应该怎样合理摄入所需的蛋白质？

二、脂类与人体健康

脂类是脂肪和类脂的总称，是一大类具有重要生物学作用的化合物，其共同特点是溶于有机溶剂而不溶于水。在正常人体内，按体重计算，脂类为 14%～19%；肥胖者达 30% 以上。

1. 脂类的分类

(1)磷脂是含有磷酸根、脂肪酸、甘油和氮的化合物。磷脂是构成细胞膜的物质并与机体的脂肪运输有关。

(2)糖脂是含有碳水化合物、脂肪酸和氨基乙醇的化合物。糖脂包括脑苷脂类和神经苷脂。糖脂也是构成细胞膜所必需的。

(3)类固醇是含有环戊烷多氢菲的化合物。常见的类固醇有动物组织中的胆固醇和植物组织中的谷固醇。

2. 脂类的生理功能

(1)供给能量：脂肪是人体能量的重要来源，每克脂肪在体内氧化可供给能量 37.67 kJ(9 kcal)。

(2)促进脂溶性维生素吸收：脂肪是脂溶性维生素的溶媒，可促进脂溶性维生素的吸收。

(3)维持体温、保护脏器：脂肪是热的不良导体，在皮下可阻止体热散失，有助于御寒。在器官周围的脂肪，有缓冲机械冲击的作用，可固定和保护器官。

(4)增加饱腹感：食物脂肪从胃进入十二指肠时，可以刺激产生肠抑胃素，抑制胃液的分泌和胃运动。

(5)提高膳食感官性状：脂肪作为食品烹调加工的重要原料，可以改善食物的色、香、味、形，达到促进食欲的良好作用。

3. 膳食脂肪参考摄入量及脂类食物来源

(1)膳食脂肪适宜摄入量。中国营养学会参考各国不同人群脂肪推荐摄入量（RDA），结合我国膳食结构的实际，提出成人脂肪适宜摄入量（AI），见表1-5。

表 1-5 中国成人膳食脂肪适宜摄入量(AI)

年龄/岁	脂肪	SFA	MUFA	PUFA	n−6∶n−3	胆固醇/mg
成人	20%～30%	小于10%	10%	10%	(4～6)∶1	小于300

注：SFA—饱和脂肪酸，MUFA—单饱和脂肪酸，PUFA—多饱和脂肪酸。

(2)脂类的主要食物来源。脂肪的食物来源主要是植物油、油料作物种子及动物性食物。必需脂肪的最好食物来源是植物油类，所以在脂肪的供应中，要求植物来源的脂肪不低于总脂肪量的50%。胆固醇只存在于动物性食物中，畜肉中胆固醇含量大致相近，肥肉比瘦肉高，内脏又比肥肉高，脑中含量最高，一般鱼类的胆固醇和瘦肉相近。常见食物中胆固醇含量见表1-6。

表 1-6 常见食物中胆固醇含量   mg/100 g

食物名称	含量	食物名称	含量	食物名称	含量	食物名称	含量
猪脑	2 571	黄油	296	鲫鱼	130	香肠	82
咸鸭蛋黄	2 110	猪肝	288	海蟹	125	瘦猪肉	81
羊脑	2 004	河蟹	267	肥猪肉	109	肥瘦猪肉	80
鸭蛋黄	1 576	对虾	193	鸡	106	鲳鱼	77
鸡蛋黄	1 510	猪蹄	192	甲鱼	101	带鱼	75
松花蛋黄	1 132	基围虾	181	金华火腿	98	鹅	74
咸鸭蛋	647	猪大排	165	鸭	94	红肠	72
松花蛋	608	猪肚	165	猪油	93	鲤鱼	71
鸡蛋	585	蛤蜊	156	肥瘦羊肉	92	海参	62
虾皮	428	肥羊肉	148	草鱼	86	瘦羊肉	60
鸡肝	356	蚌肉	148	鲈鱼	86	兔肉	59
羊肝	349	猪大肠	137	螺蛳	86	瘦牛肉	58
干贝	348	熟腊肉	135	马肉	84	火腿肠	57
牛肝	297	肥牛肉	133	肥瘦牛肉	84	鲜牛乳	15

三、碳水化合物与人体健康

1. 碳水化合物的分类

根据 FAO/WHO 的最新报告，综合化学、生理和营养学的考虑，碳水化合物根据聚合度可分为糖、寡糖和多糖三类(表 1-7)。

食物脂类的营养
价值评价

表 1-7 碳水化合物的分类

分类(糖分子 DP)		亚组	组成
糖(1～2)		单糖	葡萄糖、半乳糖、果糖
		双糖	蔗糖、乳糖、麦芽糖、海藻糖
		糖醇	山梨醇、甘露醇
寡糖(3～9)		异麦芽低聚寡糖	酶法糊精
		其他寡糖	棉子糖、水苏糖、低聚果糖
多糖(≥10)		淀粉	直链淀粉、支链淀粉、变性淀粉
		非淀粉多糖	纤维素、半纤维素、果胶

2. 碳水化合物的生理功能

(1)储存和提供能量。每克葡萄糖在体内氧化可以产生 16.7 kJ(4 kcal)的能量。在维持人体健康所需要的能量中，55%～65%由碳水化合物提供。

(2)构成组织及重要生命物质。碳水化合物是构成机体组织的重要物质，并参与细胞的组成和多种活动。每个细胞都有碳水化合物，其含量为 2%～10%。

(3)节约蛋白质。摄入足够量的碳水化合物能预防体内或膳食蛋白质消耗，不需要用蛋白质来供能，即碳水化合物具有节约蛋白质作用。

(4)抗生酮作用。脂肪在体内分解代谢，需要葡萄糖的协同作用。

(5)解毒。碳水化合物经糖醛酸途径代谢生成的葡糖醛酸，是体内一种重要的结合解毒剂，在肝脏中能与许多有害物质如细菌毒素、酒精、砷等结合，以消除或减轻这些物质的毒性或生物活性，从而起到解毒作用。

(6)增强肠道功能。非淀粉多糖类，如纤维素、果胶、抗性淀粉、功能性寡糖等，虽然不能在小肠消化吸收，但能刺激肠道蠕动，增加结肠的发酵，增强肠道的排泄功能。

3. 碳水化合物的膳食参考摄入量与食物来源

(1)膳食参考摄入量。人体对碳水化合物的需要量，常以占总供能量的百分比来表示。中国营养学会根据目前我国膳食碳水化合物的实际摄入量和 FAO/WHO 的建议，建议膳食碳水化合物的参考摄入量为占总能量摄入量的 55%～65%(AI)。

血糖生成指数(GI)

(2)食物来源。膳食中淀粉的来源主要是粮谷类和薯类食物。粮谷类一般含碳水化合物 60%～80%；薯类食物含量为 15%～29%；豆类为 40%～60%。

 思考小常识

　　纵览五花八门的运动杂志，我们可以发现，大众对碳水化合物的看法出现两种极端：一种是碳水化合物的崇拜者，他们认为只要饮食中脂肪含量低就可以达到减脂塑身的目的。因此，为了能量充沛，训练高效，就必须大量摄入碳水化合物。另一种则是"低碳党"，他们也有一番自己的理论，认为通往苗条身材的道路应该是用脂肪和蛋白质铺就的。介于上述两种极端观点之间的，是比较中立的血糖指数饮食法派别，他们并不是将所有碳水化合物都拒之门外，而是选择性地使用。你觉得哪一派更好？

四、维生素与人体健康

维生素的种类很多，化学结构差异极大，通常按溶解性质可将其分为脂溶性和水溶性两大类。脂溶性维生素主要包括维生素 A、维生素 D、维生素 E、维生素 K；水溶性维生素主要包括 B 族维生素、维生素 C 和维生素 K。

维生素详解

各种维生素的具体分类、生理功能、参考摄入量及食物来源通过扫描"维生素详解"二维码获得。

　　李先生已经人到中年，年轻的时候，李先生的身体还是比较健康的，但是随着年龄的增长，李先生发现自己的身体出现了问题，经常生病，在工作的时候也会感觉到力不从心。李先生对此非常害怕，毕竟他的生意才刚刚走向正轨，也未享受过天伦之乐。为了能够增强身体素质，李先生想尽一切办法。后来有一个生意伙伴告诉他，可以吃一些维生素，以此来增强体质，李先生听到后就开始服用维生素，以此作为保健品。你赞成李先生的做法吗？

五、矿物质与人体健康

　　人体内的元素除碳、氢、氧、氮以有机的形式存在外，其余的统称为矿物质。矿物质可分为常量元素和微量元素，共有 20 多种，其中体内含量较多（＞0.01％体重），每日膳食需要量都在 100 mg 以上者，称为常量元素，有钙、镁、钾、钠、磷、氯 6 种。

　　各种矿物质的具体分类、生理功能、参考摄入量及食物来源可扫描"矿物质详解"二维码获得。

矿物质详解

六、水和膳食纤维与人体健康

1. 水

　　水是构成身体的主要成分之一，而且还具有重要的调节人体生理功能的作用，水是维持生命的重要物质基础。对人的生命而言，断水比断食的威胁更严重。例如：人如断食而只饮水，尚可生存数周；但如断水，则只能生存数日，一般断水 5～10 天即可危及生命。断食至所有体脂和组织蛋白质消耗 50％时，才会死亡；而断水至失去全身水分 10％就可能死亡，可见水对于生命的重要性。

　　水是人体中含量最多的成分。总体水（体液总量）可因年龄、性别和体型的胖瘦而存在明显个体差异。新生儿总体水最多，约占体重的 80％；婴幼儿次之，约占体重的 70％；随着年龄的增长，总体水逐渐减少，10～16 岁，减至成人水平；成年男子总体水约为体重的 60％，女子为 50％～55％；40 岁以后随肌肉组织含量的减少，总体水也逐渐减少，一般 60 岁以上男性为体重的 51.5％，女性为 45.5％。总体水还随机体脂肪含量的增多而减少，因为脂肪组织含水量较少，仅 10％～30％，而肌肉组织含水量较多，可达75％～80％。水在体内主要分布于细胞内和细胞外。细胞内液约占总体水的 2/3，细胞外液约占 1/3。各组织器官的含水量相差很大，以血液中最多，脂肪组织中较少，见表 1-8。

　　（1）水的生理功能。

　　1）构成细胞：水是成人体内水分含量和体液的重要组成成分，约占体重的 65％，血液中含水量占 80％以上，水广泛分布在组织细胞内外，构成人体的内环境。

表 1-8　各组织器官的含水量(以质量计)

组织器官	水分/%	组织器官	水分/%
血液	83.0	脑	74.8
肾	82.7	肠	74.5
心	79.2	皮肤	72.0
肺	79.0	肝	68.3
脾	75.8	骨骼	22.0
肌肉	75.6	脂肪组织	10.0

2)参与人体内新陈代谢：水的溶解力很强，并有较大的电解力，可使水溶物质以溶解状态和电解质离子状态存在；水具有较大的流动性，在消化、吸收、循环、排泄过程中，可协助加速营养物质的运送和废物的排泄，使人体内新陈代谢和生理化学反应得以顺利进行。

3)调节人体体温：水的比热值大，1 g 水升高或降低 1 ℃需要约 4.2 J 的能量，大量的水可吸收代谢过程中产生的能量，使体温不至于显著升高。水的蒸发热大，在体温 37 ℃的条件下，蒸发 1 g 水可带走 2.4 kJ 的能量。因此，在高温下，体热可随水分经皮肤蒸发散热，以维持人体体温的恒定。

4)润滑作用：在关节、胸腔、腹腔和胃肠道等部位，都存在一定量的水分，对器官、关节、肌肉、组织能起到缓冲、润滑、保护的作用。

(2)水的需要量。水的需要量主要受代谢情况、年龄、体力活动、温度、膳食等因素的影响，故水的需要量变化很大。

健康饮水知识

美国 1989 年第 10 版每日膳食营养素供给量(RDAs)提出：成人每消耗 4.184 kJ 能量，水需要量为 1 mL，考虑到发生水中毒的危险性极小，以及由于体力活动、出汗及溶质负荷等的变化，水需要量常增至 1.5 mL/4.184 kJ。婴儿和儿童体表面积较大，身体中水分的百分比和代谢率较高，肾脏对调节因生长所需摄入高蛋白时的溶质负荷的能力有限，易发生严重失水，因此以 1.5 mL/4.18 kJ 为宜。孕妇因怀孕时细胞外液间隙增加，加上胎儿和羊水的需要，水分需要量增多，估计每日需要额外增加 30 mL，哺乳期妇女乳汁中 87%是水，产后 6 个月内平均乳汁的分泌量约为每日 750 mL，故每日需额外增加 1 000 mL。

👤 思考小常识

　　有时人们用完水之后，会因为别的事情忘记关闭水龙头，任凭宝贵的水流失。有时是水龙头坏了，水哗哗地流个不停。有一位科学家曾经推算，如果水龙头不关严，水一滴滴地流，一小时可以流 3.6 kg 水，一个月要浪费 2.6 t；如果水呈线状流，一个小时就可以流 17 kg，如果像这样流，那么一个晚上会流失多少呢？党中央、国务院明确提出建设节约型社会，以尽可能少的资源消耗获得最大的经济效益和社会效益。这一决策得到全国人民的拥护和积极响应。建设节约型社会，需要从身边的小事做起，我们在日常生活中应该怎样节约水？

2. 膳食纤维

膳食纤维是一种多糖，它既不能被胃肠道消化吸收，也不能产生能量。因此，曾一度被认为是一种"无营养物质"而长期得不到足够的重视。

然而，随着营养学和相关科学的深入发展，人们逐渐发现了膳食纤维具有相当重要的生理作用。以至于在膳食构成越来越精细的今天，膳食纤维更成为学术界和普通百姓关注的物质，并被营养学界补充认定为第七类营养素，与传统的六类营养素——蛋白质、脂类、碳水化合物、维生素、矿物质和水并列。

(1)膳食纤维的分类。根据是否溶解于水，可将膳食纤维分为两大类：膳食纤维＝可溶性膳食纤维＋不可溶性膳食纤维。

1)可溶性膳食纤维：来源于果胶、藻胶、魔芋等。魔芋盛产于我国四川等地，主要成分为葡甘露聚糖，是一种可溶性膳食纤维，能量很低，吸水性强。很多研究表明，魔芋有降血脂和降血糖的作用及良好的通便作用；可溶性纤维在胃肠道内和淀粉等碳水化合物交织在一起，并延缓后者的吸收，故可以起到降低餐后血糖的作用。

2)不可溶性膳食纤维：最佳来源是全谷类食物，其中包括麦麸、麦片、全麦粉、糙米、燕麦等，此外还有豆类、蔬菜和水果等。不可溶性纤维对人体的作用首先在于促进胃肠道蠕动，加快食物通过胃肠道，减少吸收。另外，不可溶性纤维在大肠中吸收水分、软化大便，可以起到防治便秘的作用。

(2)膳食纤维的生理功能。

1)润肠通便，改善便秘：膳食纤维的存在不仅可以使粪便变得松软、湿润，同时也能够刺激肠黏膜，从而使肠胃蠕动加快，能够很好地促进排便，最终能够防止痔疮的问题出现，同时也能够预防便秘。

2)控制体重，预防超重和肥胖：膳食纤维丰富的食物容易让人产生饱腹感，可以减少其他食物的摄入，能够很好地控制热量摄入。另外，膳食纤维具有低热能的特点，长期进食非常有利于体重的控制。

3)降低胆固醇，预防心血管疾病：当脂肪及胆固醇等被膳食纤维吸附以后，能够很好地随粪便排出体外。因此，膳食纤维的存在能够预防高血压、冠心病、动脉硬化等心血管疾病的发生。

(3)膳食纤维的摄入量。我国人民的膳食以谷类食物为主，并辅以蔬菜果类，因此本无膳食纤维缺乏之虞，但随着生活水平的提高，食物精细化程度越来越高，动物性食物所占比例大为增加。一些大城市居民膳食脂肪的产热比例，已由几十年前的20%～25%增加至目前的40%～45%，而膳食纤维的摄入量却明显降低，所谓"生活越来越好，纤维越来越少"。由此导致一些所谓"现代文明病"，如肥胖症、糖尿病、高脂血症等，以及一些与膳食纤维过少有关的疾病，如肠癌、便秘、肠道息肉等发病率日渐增高。

(4)膳食纤维的食物来源。糙米和胚芽精米及玉米、小米、大麦、小麦皮(米糠)和麦粉(黑面包的材料)等杂粮；另外，根菜类和海藻类中食物纤维较多，如牛蒡、胡萝卜、四季豆、红豆、豌豆、薯类和裙带菜等。膳食纤维是植物性成分，植物性食物是膳食纤维的天然食物来源。膳食纤维在蔬菜水果、粗粮杂粮、豆类及菌藻类食物中含量丰富。部分常见食物原料中膳食纤维的含量状况为小白菜0.7%、白萝卜0.8%、空心菜1.0%、茭白 1.1%、韭菜 1.1%、蒜苗 1.8%、黄豆芽 1.0%、鲜豌豆 1.3%、毛豆 2.1%、苦瓜 1.1%、生姜 1.4%、草莓 1.4%、苹果 1.2%、鲜枣 1.6%、枣(干)3.1%、金针菜(干)6.7%、山药 0.9%、小米 1.6%、玉米面 1.8%、绿豆 4.2%、口蘑 6.9%、银耳 2.6%、木耳 7.0%、海带 9.8%。

 思考小常识

　　随着人们对膳食纤维与人体健康关系的认识不断深入，一些高纤维食品越来越受到青睐，菌藻、果蔬在膳食结构中的比例逐渐增加。在现代食品工业中，以米糠、麦麸、黑麦、燕麦、豆渣等富含膳食纤维的原料，经过系列加工制取相应的食物纤维产品，既可开发出直接口服的食疗型纤维制品，又可用作食品添加剂，作为品质改良剂及膳食纤维强化剂添加到酸奶等发酵食品、面包等焙烤食品之中。根据掌握的知识，列举 6~8 种高膳食纤维食品。

七、产能营养素供给量的计算

　　(1)掌握每日三大产能营养素的功能比。三大产能营养素的供能比：蛋白质 10%~15%(15%)，脂类 20%~30%(25%)，碳水化合物 50%~65%(60%)。三者供能比之和为 100%。

　　(2)根据产能系数求出每日产能营养素供给量。产能系数：蛋白质 4 kcal(16.7 kJ)/g，脂类 9 kcal(37.7 kJ)/g，碳水化合物 4 kcal(16.7 kJ)/g。

　　(3)确定三餐能量分配比例。三餐能量分配：早餐 30%，午餐 40%，晚餐 30%。三餐餐次比之和为 100%。

　　(4)依据餐次比，计算每餐产能营养素的供给量。

　　【例 1-2】 脑力劳动者日能量需要量为 2 400 kcal，晚餐吃了 50 g(可食生重)鸭蛋、100 g 大米、200 g 牛奶和适量蔬菜，请问此人晚餐中的脂肪量够吗？如不够，则在炒蔬菜时还需加多少烹调油(查表知鸭蛋含脂肪 14.8 g/100 g，大米含脂肪 0.8 g/100 g，牛奶含脂肪 2.9 g/100 g)？

　　解： 晚餐应该摄入全日能量的 30%，脂肪供能比为 25%，脂肪的产能系数为 9 kcal/g。

　　(1)晚餐需摄入脂肪量：2 400×30%×25%÷9=20(g)。

　　(2)晚餐食物中摄入脂肪量：50×14.8/100+100×0.8/100+200×2.9/100=14(g)。

　　(3)炒菜时应加入烹调油：20−14=6(g)。

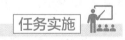

步骤一：工作准备

计算器、《中国居民膳食营养素参考摄入量》。将个人的信息及相关内容填在任务工单中(表1-9)。

中国居民膳食
营养素参考摄入量

表 1-9　任务工单

任务名称	营养素分析		指导教师		
学号			班级		
组员姓名			组长		
任务要求	一从事重体力活动的成年女子，体型正常，一日能量需要量为 2 400 kcal，请计算出她每餐蛋白质、脂类、碳水化合物的供给量				
资讯与参考					
决策与计划					
实施步骤与过程记录					
检查与评价	自我检查记录				
	结果记录				
文档清单	列出本人完成过程中涉及的所有文档				
	序号	文档名称		完成时间	负责人
	1				
	2				
	3				
	4				
	5				

步骤二：工作程序

小贴士

　　按照中国人的饮食习惯，三大产能营养素的供能比是这样的：蛋白质的供能比为10%～15%，脂类为 20%～25%，碳水化合物为 45%～65%，我们在计算的过程中要严格参照这个比例，过多或过少都会影响健康。

1. 根据每天蛋白质、脂类和碳水化合物供能比，计算出三大营养素的能量

2. 根据产能系数换算出所需产能营养素的质量

链接提示：蛋白质的产能系数为 4 kcal/g，脂类为 9 kcal/g，碳水化合物为 4 kcal/g。

3. 根据三餐供能比，计算出每餐所需要蛋白质、脂类、碳水化合物的质量

链接提示：早餐占 30%，午餐占 40%，晚餐占 30%。

步骤三：检查

根据该女子每日三大供能营养素的计算，对工作过程和结果进行检查。

步骤四：评估

小组内成员根据各自的任务实施过程和结果完成情况互相打分，评价结果呈现形式见表 1-10，教师评价结果呈现形式见表 1-11。

表 1-10 组内互评表

任务名称	营养素分析		验收结论	
验收负责人			验收时间	
验收对象				
任务要求	一从事重体力活动的成年女子，体型正常，一日能量需要量为 2 400 kcal，请计算出她每餐蛋白质、脂类、碳水化合物的供给量			
实施方案确认				
文档清单	接收本任务完成过程中涉及的所有文档			
文档清单	序号	文档名称	接收时间	接收人
文档清单	1			
文档清单	2			
文档清单	3			
文档清单	4			
文档清单	5			
验收评分	配分表			
验收评分	考核项目		配分	得分
验收评分	素质考评	工作纪律	20	
验收评分	素质考评	团队合作	20	
验收评分	实操考评	三大产能营养素产能量的确定	20	
验收评分	实操考评	产能营养素质量的确定	20	
验收评分	实操考评	每餐所需三大产能营养素的质量	20	
效果评价				

表 1-11 教师评价表

任务名称	营养素分析		验收结论	
验收教师			验收时间	
验收对象				
任务要求	一从事重体力活动的成年女子，体型正常，一日能量需要量为 2 400 kcal，请计算出她每餐蛋白质、脂类、碳水化合物的供给量			
实施方案确认				
文档清单	接收本任务完成过程中涉及的所有文档			
文档清单	序号	文档名称	接收时间	接收人
文档清单	1			
文档清单	2			
文档清单	3			
文档清单	4			
文档清单	5			

右上角：续表

配分表			
	考核项目	配分	得分
素质考评	工作纪律	10	
素质考评	团队合作	10	
实操考评	三大产能营养素的供能比	10	
实操考评	产能系数的代入	10	
实操考评	三餐能量分配比例	20	
实操考评	每餐能量营养素的供给量	20	
知识考评	课上测试	20	
效果评价			

左侧合并单元格：验收评分（对应素质考评、实操考评、知识考评各行）

项目学习成果评价

依照本项目各个任务完成情况，将自我评价和本项目中各个任务的组内互评、教师评价成绩呈现在表 1-12 中，得到综合成绩。

表 1-12 项目学习成果评价表

考评任务	自我评价	组内互评	教师评价	备注
任务一				
任务二				
项目平均值				
综合评价				

项 目 拓 展

水是生命之源，根据《中国居民膳食指南》，成年人每日所需饮水量应该在 1 200～1 500 mL，也就是 6～8 杯水。怎样分配时间与饮水量呢？请同学们根据所学知识完成表 1-13。

中国居民膳食指南(2016)

表 1-13　健康饮水表

时间	饮水量/mL	健康小贴士
6：30—7：30	150~200	用来补充夜里水分的流失，有排毒养颜的作用

　　RNI 和 AI 值可参照《中国居民膳食营养素参考摄入量》DRIs 定义获得，见"DRIs 定义"二维码。

DRIs 定义

第二篇　营养评价篇

项目二　食品营养价值评价

项目导读

食品是人类获得热能和各种营养素的基本来源。食品按其来源和性质可分为动物性食品、植物性食品和各类食品的制品三类。

食品营养价值的高低取决于食品中营养素的种类是否齐全、数量的多少、相互比例是否适宜及是否容易消化吸收。不同食品因营养素的构成不同，其营养价值也不同，各有其营养特点，即使是同一种食品，由于品种、部位、产地和烹调加工方法的不同，营养价值也存在一定差异。通过对食品进行营养评价可以引导人们合理适量地选择食物，达到促进人体健康的目的。本项目包括两个任务：任务一为食品营养价值及评价；任务二为营养标签解读与制作。

学习目标

1. 知识目标

(1)掌握各类食物的营养价值及保健作用。

(2)了解食品标签和营养标签的基本格式与内容。

2. 能力目标

(1)能够对不同种类的食物进行营养评价。

(2)能够对食品标签和营养标签进行解读和制作。

3. 素质目标

(1)具有健康的体魄、心理和健全的人格。

(2)具备独立思考、科学分辨食品优劣的能力。

任务一 食品营养价值及评价

任务描述

请每组同学选定 2~3 种待评价产品，要求小组内成员合作完成此产品的营养价值评定。最终对产品的营养价值做出书面的评价结果。对于该任务完成情况，主要依据组内互评（素质考评、实操考评）和教师评价（素质考评、实操考评、知识考评）两个方面进行评价。

任务引导

引导问题 1：食物营养价值应如何评定？

引导问题 2：如何评价植物性食物的营养价值？

引导问题 3：如何评价动物性食物的营养价值？

知识要点

一、食品营养价值的评定

食品营养价值（nutritional value）是指某种食品所含营养素和热能满足人体营养需要的程度。食品营养价值取决于营养素的种类、数量、相互比例及消化吸收率。食物营养价值的评定评价指标包括营养质量指数（index of nutrition quality，INQ）和营养素的生物利用率（bioavailability）。

食物种类不同，其能量有很大的差别，一般脂肪含量较高的食物其能量较高。能量一般由高到低排列有油脂、油料种子、肉类、植物淀粉类，这些都是高能量食品；而果蔬中的水分含量较高，能量较低。为了更好地表示食物提供能量的高低，通常采用能量密度这种简单的方法进行评估。其计算公式如下：

$$能量密度 = \frac{一定量食物提供的能量值}{能量推荐摄入量}$$

通常选用 100 g 食物为计量单位，查找或计算其能量数值，查询推荐的能量参考摄入量，代入能量密度公式求出能量密度。长期食用低能量和能量密度低的食物，会影响儿童生长发育；长期食用高能量和能量密度高的食物，则容易造成成人体重过重或肥胖。

食物中的营养素密度是指食品中以单位热量为基础所含重要营养素（维生素、矿物质、蛋白质）的浓度。其计算公式如下：

$$营养素密度 = \frac{一定量食物提供的营养素含量}{相应营养素推荐摄入量}$$

一般来说，乳、瘦肉每千焦(kJ)能量提供营养素多且好，营养密度较高；肥肉每千焦(kJ)能量提供营养素很少，营养密度低；纯热量物质每千焦(kJ)能量不提供营养素，无营养密度，因此应限制纯热量物质摄入。

营养质量指数法是结合能量和营养素对食物进行综合评价的方法，可直观、综合地反映食物能量和营养素需求情况。常用营养质量指数(Index of Nutritional Quality，INQ)来表示。

1. INQ 的计算

INQ 的计算公式如下：

$$INQ = \frac{营养素密度}{能量密度} = \frac{某营养素含量/该营养素推荐摄入量}{某营养素产能量/能量推荐摄入量}$$

2. 评价标准

(1)INQ=1 表示食物的该营养素与能量含量对该摄入量的人的营养需要达到平衡。

(2)INQ>1 表示食物的该营养素的摄入量高于能量，故 INQ>1，为营养价值高。

(3)INQ<1 表示此食物中该营养素的摄入量低于能量的摄入，长期食用此种食物可能发生该营养素的不足或能量过剩，其营养价值低。

二、动物性食物的营养价值

动物性食物是人们日常饮食中不可缺少的食物，膳食中常用的肉类包括牲畜肉、禽类、脏器，还有鱼虾和蟹等。肉类食品提供优良的蛋白质，并含脂类、矿物质及维生素。

1. 畜肉类的营养价值

畜肉包括猪、牛、羊、兔、马、驴、犬、鹿等牲畜的肉制品。

(1)蛋白质：畜肉类蛋白质含量为 10%～20%，其中肌浆中蛋白质占 20%～30%，肌原纤维占 40%～60%，间质蛋白占 10%～20%，牛肉(20%)＞羊肉(17%)＞猪(15%)。

畜肉蛋白必需氨基酸充足，在种类和比例上接近人体需要，利于消化吸收，是优质蛋白质。但间质蛋白必需氨基酸组成不平衡，主要是胶原蛋白和弹性蛋白。其中色氨酸、酪氨酸、蛋氨酸含量少，蛋白质利用率低。

畜肉中含有能溶于水的含氮浸出物，使肉汤具有鲜味。

(2)脂类：一般畜肉的脂肪含量为 10%～36%，肥肉高达 90%，其在动物体内的分布，随肥瘦程度、部位有很大差异：猪肉(59%)＞羊肉(28%)＞牛肉(10%)。

畜肉类脂肪以饱和脂肪为主，熔点较高。主要成分为甘油三酯，少量卵磷脂、胆固醇和游离脂肪酸。胆固醇在肥肉中为 109 mg/100 g，在瘦肉中为 81 mg/100 g，内脏约为 200 mg/g，脑中最高，约为 2 571 mg/100 g。

(3)碳水化合物：碳水化合物主要以糖原形式存在于肝脏和肌肉中。

(4)矿物质：矿物质含量为 0.8%～1.2%，其中钙含量为 7.9 mg/g，含铁、磷较高，铁以血红素形式存在，不受食物其他因素影响，生物利用率高，是膳食铁的良好来源。

(5)维生素：畜肉中 B 族维生素含量丰富，内脏如肝脏中富含维生素 A、核黄素。

2. 禽肉的营养价值

禽肉包括鸡、鸭、鹅、火鸡、鹌鹑、乳鸽、鸵鸟等的肉制品。

禽肉的营养价值与畜肉相似，不同在于脂肪含量少，熔点低（20 ℃～40 ℃），含有20%的亚油酸，易于消化吸收。禽肉蛋白质含量约为20%，其氨基酸组成接近人体需要，禽肉含氮浸出物较多。

一般加工处理对蛋白质影响不大，且蛋白质加热变性更利于消化。高温处理时维生素B损失，炖煮时矿物质和水溶性维生素溶于汤中，煎炸或烧烤处理时，过度加热可能使氨基酸和蛋白质分解出有害物质，蛋白质焦煳也会产生有毒物质。大多数动物性食物在冷冻状态下储存可降低营养素的损失，但冻结时会使蛋白质发生不可逆变性，解冻时汁液流失会损失10%水溶性维生素。合理的方法是快速冻结，低温缓慢解冻。

3. 鱼类的营养价值

 思考小常识

某省市机关干部公款请客吃鱼翅，据调查发现，鱼翅、海参、燕窝等已成公务和商务宴请的"必备品"，甚至"无翅不成席"，被视为身份和地位的象征。直到中央八项规定出台后，鱼翅消费才有所降低，但没完全消失。那么鱼翅到底有营养吗？请同学们扫描二维码揭开鱼翅营养的真相。

鱼翅营养真相揭露

(1)蛋白质：鱼类蛋白质的含量一般为15%～25%，易于消化吸收，其营养价值与畜肉、禽肉相似。在氨基酸组成中，色氨酸偏低。

(2)脂肪：鱼类脂肪的含量一般为1%～3%，范围在0.5%～11%，鱼类脂肪主要分布在皮下和内脏周围。

鱼类脂肪多由不饱和脂肪酸组成，占80%，熔点低，消化吸收率达95%。鱼类脂肪中的二十碳五烯酸（EPA）和二十二碳六烯酸（DHA）具有降血脂、防止动脉粥样硬化的作用。

鱼类胆固醇的含量一般为100 mg/100 g，但鱼子含量高，为354～934 mg/100 g。

(3)矿物质：鱼类矿物质含量为1%～2%，稍高于肉类，磷、钙、钠、钾、镁、氯丰富，是钙的良好来源。虾皮中含钙量很高，为991 mg/100 g，且含碘丰富。

(4)维生素：鱼类是维生素良好的来源，如黄鳝含维生素B 22.08 mg/100 g；海鱼的肝脏是维生素A和维生素D富集的食物。

4. 奶及奶制品的营养价值

奶类是营养成分齐全、组成比例适宜、容易消化吸收的理想的天然食物。奶类能满足出生幼仔生长发育的全部需要，也是体弱者、老年人和病人的较理想食物。

奶类主要提供优质蛋白质、维生素A、维生素B_2和钙。鲜奶经过加工，可制成许多产品，主要包括炼乳、奶粉、调制奶粉、奶油和奶酪等。

奶制品的分类

(1)蛋白质：奶制品中蛋白质平均含量3%，由79.6%的酪蛋白、11.5%的乳清蛋白和3.3%的乳球蛋白组成。其消化吸收率高（87%～89%），生物学价值为85，必需氨基酸含量及构成与鸡蛋近似，属优质蛋白。

由于牛奶中蛋白质含量较人乳高三倍，且酪蛋白与乳清蛋白的构成比与人乳蛋白正好相反，可利用乳清蛋白改变其构成比，调制成近似母乳的婴儿食品。

(2)脂类：牛奶的脂肪含量约为3%，呈较小的微粒分散于乳浆中，易消化吸收。乳脂中油酸的含量占30%，亚油酸和亚麻酸分别占5.3%和2.1%。

(3)碳水化合物：奶中所含的碳水化合物为乳糖，其含量(3.4%)比人奶(7.4%)低。乳糖有调节胃酸、促进胃肠蠕动、有利于钙吸收和消化液分泌的作用；还可以促进肠道乳酸菌的繁殖而抑制腐败菌的繁殖生长。用牛奶喂养婴儿时，除调整蛋白质含量和构成外，还应注意适当增加甜度。有的人喝牛奶后会发生腹胀、腹泻等，是因为肠道缺乏乳糖酶，称为乳糖不耐受症。

(4)无机盐：牛奶中矿物质的含量为0.6%～0.7%，富含钙、磷、钾。其中钙含量尤为丰富，容易消化吸收。牛奶中铁含量很低，如以牛奶喂养婴儿，应注意铁的补充。

(5)维生素：牛奶中含维生素较多的为维生素A，但维生素B_1和维生素C很少，每100 mL分别为0.03 mg和1 mg，但牛奶中维生素的含量随季节有一定变化。

思考小常识

打开世界卫生组织的官网，你可以下载到一份名为"婴幼儿喂养全球战略"的文件，其中明确提到：母乳是喂养婴儿的最佳选择。母乳与牛乳相比有哪些优势？请扫描二维码观看视频。

母乳喂养优势

---

5. 蛋及蛋制品的营养价值

各种禽蛋在营养成分上大致相同，其营养价值高，且适合各种人群，包括成人、儿童、孕妇、乳母及病人等。蛋类包括鸡蛋、鸭蛋、鹅蛋、鸽蛋、鹌鹑蛋、鸵鸟蛋及其加工制品。

(1)蛋白质：全蛋含10%～15.5%，含人体所需的各种必需氨基酸量，是理想的天然优质蛋白。

(2)脂类：含量在12%左右，集中在蛋黄，并含有丰富的卵磷脂和较高的胆固醇。

(3)矿物质：集中在蛋黄，包括铁、硫、镁、钾、钠等。

(4)维生素：蛋中维生素的含量丰富且品种完全，包含所有的B族维生素，维生素A、D、E、K和C。鸭蛋、鹅蛋维生素含量高于鸡蛋。

蛋类制熟后易消化。生蛋清的消化吸收率仅为50%左右，而且含有抗营养因素。另外，生鸡蛋中可能有沙门氏菌，因此鸡蛋不宜生食，应加热到蛋清完全凝固为好。在0 ℃冰箱中保存鸡蛋，对维生素A、D、B_1无明显影响，但是维生素B_2、烟酸和叶酸分别有14%、17%和16%的损失。煎蛋和烤蛋中维生素B_1、B_2的损失分别为15%和20%，而叶酸损失最大，达65%。煎炸过度会使鸡蛋蛋白质消化率略微降低，维生素损失较大。煮鸡蛋几乎不带来维生素B_2的损失。

三、植物性食物的营养价值

植物性食物主要包括谷类、豆类、蔬菜、水果等，主要提供能量、蛋白质、碳水化合物、脂类、维生素和矿物质等。

细粮以水稻(大米)、小麦为主。

粗粮/杂粮包括玉米、小米、高粱、薯类(包括马铃薯、红薯、木薯等)等。

1. 谷类营养价值

谷类有相似的结构,最外层是谷皮;谷皮内是糊粉层,再内为占谷粒绝大部分的胚乳和一端的胚芽。各营养成分分布不均匀。

谷皮主要由纤维素、半纤维素等组成,含较多的矿物质和脂类。糊粉层含较多的磷和丰富的B族维生素及无机盐。胚乳含大量淀粉和一定量蛋白质。胚芽中富含脂类、蛋白质、无机盐、B族维生素和维生素E(图2-1)。

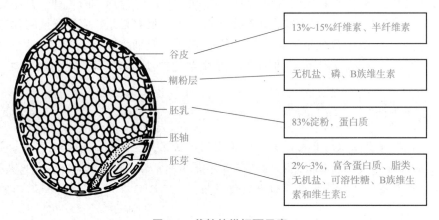

图 2-1 谷粒的纵切面示意

(1)蛋白质:蛋白质的含量一般在7.5%~15%,主要由谷蛋白、白蛋白、醇溶蛋白和球蛋白组成。一般谷类蛋白质必需氨基酸组成不平衡,普遍赖氨酸含量少,有些苏氨酸、色氨酸也不高。为提高谷类蛋白质的营养价值,常采用赖氨酸强化和蛋白质互补的方法。另外,种植高赖氨酸玉米等高科技品种也是一种好方法。

(2)碳水化合物:碳水化合物主要为淀粉,含量在70%以上,另外,为糊精、果糖和葡萄糖等。淀粉可分为直链淀粉和支链淀粉。一般直链淀粉为20%~25%,糯米几乎全为支链淀粉。研究认为,直链淀粉使血糖升高的幅度较小,因此目前高科技农业已培育出直链淀粉达70%的玉米品种。

(3)脂类:脂类为1%~4%。从米糠中可提取米糠油、谷维素和谷固醇。从玉米和小麦胚芽中可提取玉米胚油和麦胚油,80%为不饱和脂肪酸,其中亚油酸占60%,有良好的保健功能。

(4)矿物质:矿物质为1.5%~3%,主要是磷、钙,多以植酸盐形式存在,消化吸收差。

(5)维生素:谷物是B族维生素的重要来源,如维生素B_1、维生素B_2、烟酸、泛酸和吡哆醇等。玉米和小米含少量胡萝卜素。过度加工的谷物其维生素大量损失。

我国20世纪50年代初的标准米(95米)和标准粉(85面)比精白米、精白面保留了较多的维生素和无机盐,在节约粮食和预防某些营养缺乏病方面收到了良好的效益。

2. 豆及豆制品的营养价值

(1)大豆的营养成分。大豆含有 35%～40% 的蛋白质，是天然食物中含蛋白质最高的食品。其氨基酸组成接近人体需要，且富含谷类蛋白较为缺乏的赖氨酸，是谷类蛋白互补的天然理想食品。大豆蛋白是优质蛋白。大豆含脂肪 15%～20%，其中不饱和脂肪酸占 85%，以亚油酸为最多，达 50% 以上。大豆油含 1.6% 的磷脂，并含有维生素 E。大豆含碳水化合物 25%～30%，其中一半为可供利用的淀粉、阿拉伯糖、半乳聚糖和蔗糖；另一半为人体不能消化吸收的棉子糖和水苏糖，可引起腹胀，但有保健作用。

大豆含有丰富的钙、维生素 B_1 和维生素 B_2。

(2)大豆中的抗营养因素。

1)蛋白酶抑制剂(PI)：生豆粉中含有此种因子，对人胰蛋白酶活性有部分抑制作用，对动物生长可产生一定影响。我国食品卫生标准中明确规定，含有豆粉的婴幼儿代乳品，尿酶实验必须是阴性。

2)豆腥味：主要是脂肪酶的作用。95 ℃ 以上加热 10～15 min 等方法可脱去部分豆腥味。

3)胀气因子：主要是大豆低聚糖的作用，是生产浓缩和分离大豆蛋白时的副产品。大豆低聚糖可不经消化直接进入大肠，可为双歧杆菌所利用并有促进双歧杆菌繁殖的作用，可对人体产生有利影响。

4)植酸：影响矿物质吸收。

5)皂苷和异黄酮：此两类物质有抗氧化、降低血脂和血胆固醇的作用，近年来的研究发现了其更多的保健功能。

6)植物红细胞凝集素：可影响动物生长，加热即被破坏。

综上所述，大豆的营养价值很高，但也存在诸多抗营养因素。大豆蛋白的消化率为 65%，但经加工制成豆制品后，其消化率明显提高。近年来的多项研究表明大豆中的多种抗营养因子有良好的保健功能，这使得大豆研究成为营养领域的研究热点之一。

(3)豆制品的分类。豆制品可分为发酵豆制品和非发酵豆制品两类。发酵豆制品，如豆瓣酱、豆豉、黄豆酱、腐乳等，其蛋白质被部分分解，并使氨基酸游离，味道鲜美，且维生素 B_{12} 和 B_2 增加；非发酵豆制品，如豆浆、豆乳粉、豆腐、豆腐干、内酯豆腐等，制作过程中经各种处理，降低食物纤维，提高了蛋白质含量，提高了消化率，但部分维生素 B 族(维生素 B_1、维生素 B_2 和烟酸)溶于水而被丢弃。豆腐以钙盐为凝固剂，因此钙含量很高，是膳食中钙的一个很好的来源。

3. 蔬菜、水果的营养价值

蔬菜和水果的共同特点是含水量高，蛋白质和脂肪含量低，含有维生素 C 和胡萝卜素，含有各种有机酸、芳香物、色素和膳食纤维等。它们不仅为人体提供了重要的营养物质，也可以增进食欲、帮助消化。

(1)碳水化合物：碳水化合物包括糖、淀粉、纤维素和果胶物质。其所含种类及数量，因食物的种类和品种有很大差别。

(2)维生素：新鲜蔬菜水果是提供维生素 C、胡萝卜素、维生素 B_2 和叶酸的重要来源。

(3)无机盐：无机盐含量丰富，如钙、磷、铁、钾、钠、镁、铜等，是无机盐的重要来源，对维持机体酸碱平衡起重要作用。绿叶蔬菜一般含钙在 100 mg/100 g 以上，含铁 1~2 mg/100 g。但要注意在烹调时去除部分草酸，可有利于无机盐的吸收。

（4）芳香物质、有机酸和色素：蔬菜、水果中常含有各种芳香物质和色素，使食品具有特殊的香味和颜色，可赋予蔬菜水果良好的感官性状。芳香物质为油状挥发性物质，称为油精。

另外，蔬菜水果中还含有一些酶类、杀菌物质和具有特殊功能的生理活性成分。

加工对蔬菜、水果
营养价值的影响

四、食物成分表

中国疾病预防控制中心营养与食品安全所出版中国食物成分表，所列食物仍以原料为主，各项食物都列出了产地和食部，包括了 1 506 条食物的 31 项营养成分。"食部"是指按照当地的烹调和饮食习惯，把从市场上购买的样品去掉不可食的部分之后，所剩余的可食部分所占的比例。列出食部的比例是为了便于计算市售食品每千克（或其他零售单位）的营养素含量。市售食品的食部不是固定不变的，它会因食物的运输、储藏和加工处理不同而有改变。因此，当认为食部的实际情况和表中食部栏内所列数字有较大出入时，可以自己实际测量食部的量。通过食物成分表，在编制食谱时才能将营养素的需要量转换为食物的需要量，从而确定食物的品种和数量。在评价食谱中营养素摄入量是否满足需要时，同样需要参考食物成分表中各种食物的营养成分数据。

食物成分表

五、知识要点测试

知识要点测试

任务实施

步骤一：工作准备

记录笔、记录本、计算器、食物成分表和《中国居民膳食营养素参考摄入量》等。将个人的信息及相关内容填在任务工单中（表 2-1）。

中国居民膳食
营养素参考摄入量

表 2-1 任务工单

任务名称	某种食物的营养价值评定	指导教师	
学号		班级	
组员姓名		组长	

任务要求	每位同学选2～3种市售产品，如香肠和火腿。根据食品营养标签列出其主要营养及含量。以原料肉（猪肉）的营养成分为基础，比较各产品之间营养素含量的差异，并结合加工工艺，写出对肉制品营养价值的评价				
资讯与参考					
决策与计划					
实施步骤与过程记录					
检查与评价	自我检查记录				
	结果记录				
文档清单	列出本人完成过程中涉及的所有文档				
	序号	文档名称		完成时间	负责人
	1				
	2				
	3				
	4				
	5				

步骤二：工作程序

1. 查出食品能量和各主要营养素的含量

可以根据食品本身的标签营养成分表，查询营养素含量填入表2-2中。

表2-2　食物营养成分及营养质量指数比较

项目	含量	RNI 或 AI	INQ
能量/[kcal·(100 g)$^{-1}$]			
蛋白质/[g·(100 g)$^{-1}$]			
脂肪/[g·(100 g)$^{-1}$]			
碳水化合物/[g·(100 g)$^{-1}$]			
钠/[g·(100 g)$^{-1}$]			

2. 根据消费对象查找相应参考摄入量

根据《中国居民膳食营养素参考摄入量》查出对应RNI或AI值，填入表2-2中。

3. 计算营养质量指数

💡 链接提示：分别计算能量密度、营养素密度、食品营养质量指数（INQ），见"营养质量指数计算流程"二维码。

RNI 和 AI 值可参照《中国居民膳食营养素参考摄入量》DRIs 定义获得，见" DRIs 定义"二维码。

营养质量指数计算流程　　　　　　DRIs 定义

4. 计算各主要营养成分含量与原料肉(猪肉)的比值，填入表 2-3 中

表 2-3　香肠和猪肉比较

项目	香肠	猪肉	比值
能量/[kcal · (100 g)$^{-1}$]			
蛋白质/[g · (100 g)$^{-1}$]			
脂肪/[g · (100 g)$^{-1}$]			
碳水化合物/[g · (100 g)$^{-1}$]			
钠/[g · (100 g)$^{-1}$]			

💡 链接提示：

主要营养成分含量与原料肉(猪肉)的比值：查食物成分表，得到猪肉的主要营养成分后，将所选食品"香肠"的主要成分含量与原料肉(猪肉)相应的营养素相比，得到的比值填入表 2-3 中。

5. 评价

☼ 链接提示：

评价遵循的原则：评价本产品的营养价值时要对几大主要营养素一一做出比较分析，并分析出产品出现这种情况的原因。然后根据产品的 INQ 值分析出每种营养素的价值高低。

 小贴士

按照以上步骤对自己选择的产品进行营养价值评定，评定过程中独立完成，完成后小组互评、教师评价得出总分。

步骤三：检查

根据食品营养价值的评价方法和步骤对工作过程与结果进行检查。

步骤四：评估

小组内成员根据成员各自在任务实施过程和结果完成情况，进行互相打分，评价结果呈现形式见表 2-4，教师评价结果呈现形式见表 2-5。

表 2-4　组内互评表

任务名称	某种食物的营养价值评定		验收结论		
验收负责人			验收时间		
验收对象					
任务要求	每位同学选 2～3 种市售产品，如香肠和火腿。根据食品营养标签列出其主要营养及含量。以原料肉(猪肉)的营养成分为基础，比较各产品之间营养素含量的差异，并结合加工工艺，写出对肉制品营养价值的评价				
实施方案确认					
文档清单	接收本任务完成过程中涉及的所有文档				
	序号	文档名称		接收时间	接收人
	1				
	2				
	3				
	4				
	5				
验收评分	配分表				
	考核项目			配分	得分
	素质考评	工作纪律		20	
		团队合作		20	
	实操考评	营养成分及参考摄入量的确定		20	
		营养质量指数的确定		20	
		结果评价		20	
效果评价					

表 2-5　教师评价表

任务名称	某种食物的营养价值评定		验收结论	
验收教师			验收时间	
验收对象				
任务要求	每位同学选 2～3 种市售产品，如香肠和火腿。根据食品营养标签列出其主要营养及含量。以原料肉（猪肉）的营养成分为基础，比较各产品之间营养素含量的差异，并结合加工工艺，写出对肉制品营养价值的评价			
实施方案确认				
文档清单	接收本任务完成过程中涉及的所有文档			
	序号	文档名称	接收时间	接收人
	1			
	2			
	3			
	4			
	5			
验收评分	配分表			
	考核项目		配分	得分
	素质考评	工作纪律	10	
		团队合作	10	
	实操考评	营养成分及参考摄入量的确定	20	
		营养质量指数的确定	20	
		结果评价	20	
	知识考评	课上测试	20	
效果评价				

任务二　营养标签解读与制作

任务描述

　　请每组同学选定 2～3 种加工类产品，要求小组内成员合作编制产品的营养标签。最终对产品的营养标签做出书面的核定。对于该任务完成情况，主要依据组内互评（素质考评、实操考评）和教师评价（素质考评、实操考评、知识考评）两个方面进行评价。

任务引导

引导问题 1：如何解读食品营养标签？
引导问题 2：制作营养标签的步骤是什么？
引导问题 3：制作营养标签应注意哪些问题？

知识要点

一、营养标签的解读

随着经济发展、生活水平改善，人们越来越多地接触到各种带包装的加工食物。与生鲜食品不同，这类食品很难通过颜色、外形、气味、质地等感官指标来判断品质的好坏。因此，《中华人民共和国食品法》规定加工食品的标签一定要包含食品的基本应用信息（图 2-2），便于消费者利用商品这些基本信息，来了解食品的营养价值及品质。那食品外包装上五花八门的标签，我们应该注意哪些信息？又该如何解读呢？扫描二维码让我们一起了解。

看懂食品标签

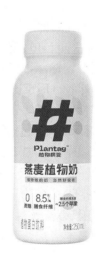

营养成分表		
项目	每100 mL	NRV%
能量	242 kJ	3%
蛋白质	1.1 g	2%
脂肪	2.4 g	4%
——饱和脂肪	0.6 g	3%
——反式脂肪	0 g	
胆固醇	0 mg	0%
碳水化合物	9.7 g	3%
膳食纤维	3.4 g	14%
（以聚葡萄糖计）		
钠	42 mg	2%

配料表：
水、燕麦、聚葡萄糖、菜籽油、磷酸氢二钾、食用盐

图 2-2　市售一种食品的营养标签

1. 食品标签

（1）定义。食品在包装上写明产品信息（文字、图形和符号等），对产品的品质和内涵说明的描述。通过食品标签可以使消费者了解食品的性质、安全使用期限等信息，以保障消费者的知情权。

（2）作用。食品标签的作用主要有：指导消费者选购食品；促进销售；向消费者承诺；向监督管理机构提供监督检查依据；维护食品消费

食品标签要求
与内容

者的合法权益。

（3）要求与内容。《食品安全国家标准 预包装食品标签通则》（GB 7718—2011）是我国强制性的国家标准。

2. 营养标签

营养标签是指向消费者提供食品营养成分信息和特性的说明，包括营养成分表、营养声称和营养成分功能声称。其中，营养成分标示是最基本的信息。营养标签是食品标签的一部分。

营养标签的基本要求有：营养标签标示的任何营养信息应真实、客观；营养标签应使用中文；食品营养成分含量应以具体数值标示；营养标签可直接标在向消费者交货的最小销售单元食品标签上。

 思考小常识

食品标签内容关系到食品安全，在购买食品时我们需要注意哪些东西？如何辨别食品的不同值得人们思考。扫描二维码了解营养标签是什么。

什么是营养标签？

（1）营养成分表。营养成分表包括营养成分的名称、含量和占中国食品标签营养素参考值（NRV）的百分比。

营养成分表中营养成分的标示，是对食品中营养成分含量做出的确切描述。营养成分的含量标示使用每100克（g）、100毫升（mL）食品或每份食用量作为单位，营养成分的含量用具体数值表示，同时，标示该营养成分含量占营养素参考值（NRV）的百分比。营养素参考值是专用于食品标签、用于比较食品营养成分含量多少的营养参考标准；是消费者选择食品时的一种营养参考尺度。

营养成分表中强制标示的内容包括能量和核心营养素（蛋白质、脂肪、碳水化合物、钠）。

营养成分的名称和顺序标示如下：能量、蛋白质、脂肪（饱和脂肪、不饱和脂肪和胆固醇）、碳水化合物（糖、膳食纤维）、钠、钙、维生素 A、其他维生素（维生素 D、维生素 E、B 族维生素、维生素 C）、矿物质（磷、钾、镁、铁、锌、碘、硒、铜、氟、铬、锰和钼），其中前四大类属于核心营养素。当缺少某一营养成分时，依序上移。

推荐的营养标签的基本格式见表 2-6。能量和营养成分的含量单位可以用文字或括号内的字母标示。

表 2-6　营养成分表

项目	每 100 克(g)或毫升(mL)或每份	营养素参考值/% 或 NRV/%
能量	千焦(kJ)	%
蛋白质	克(g)	%
脂肪	克(g)	%
碳水化合物	克(g)	%
钠	毫克(mg)	%

(2)营养声称。营养声称是指以文字形式对食品的营养特性的描述、建议和暗示。其主要包括三个方面内容：营养素含量声称，是指能量或者某营养素含量"高""富含""低""无"等的声称；含量比较声称，是指能量或者某营养素与基准食物或者参考数值相比"减少"或"增多"的声称；营养属性声称，是指食品原料特性的声称，如"强化""增加""××天然来源""纯果汁"的食品等。

另外，还有营养功能声称和健康声称。营养功能声称是指某营养成分可以维持人体正常生长、发育和正常生理功能等作用的声称；健康声称是指表述食物成分对人体健康的建议和暗示。

二、营养标签的制作

1. 总能量的计算

蛋白质、脂肪、碳水化合物、膳食纤维、酒精和有机酸的供能系数分别为 4 kcal/g、9 kcal/g、4 kcal/g、2 kcal/g、7 kcal/g 和 3 kcal/g。所以，食物中的总能量($\sum$E)如下：

$\sum$E＝蛋白质(g)×4(kcal/g)＋脂肪(g)×9(kcal/g)＋碳水化合物(g)×4(kcal/g)＋膳食纤维(g)×2(kcal/g)＋酒精(g)×7(kcal/g)＋有机酸(g)×3(kcal/g)

2. 蛋白质

一般采用凯氏定氮的方法测定食物蛋白质的含量。食物蛋白质的平均含氮量为 16%，根据测出的食物中蛋白质的含氮量，再乘以折算系数 6.25 即可得出蛋白质含量。其计算公式如下：

食物中蛋白质(g/100 g)＝总氮量(g/100 g)×折算系数 6.25

3. 脂肪和脂肪酸

脂肪一般通过索氏提取法测得，除甘油三酯外，还包括磷脂、固醇、色素等，称为粗脂肪。总脂肪是通过测定食物中单个脂肪酸甘油酸酯的总和来获得的。粗脂肪或总脂肪在营养标签上均可标示为"脂肪"。

4. 碳水化合物

碳水化合物是 C、H、O 三元素组成的一类多羟基醛或多羟基酮化合物，单糖、双糖、寡糖、多糖的总称，是提供能量的主要营养素。常用质量法计算如下：

总碳水化合物＝100－(水＋灰分＋粗脂肪＋粗蛋白)

无氮抽出物＝100－(水＋灰分＋粗脂肪＋粗蛋白＋粗纤维)

总碳水化合物包含了膳食纤维成分，当计算能量时，应减去粗纤维。

5. 营养声称的要求和条件

营养声称的要求和条件见《食品安全国家标准 预包装食品营养标签通则》(GB 28050—2011)。

6. 营养标签的格式

营养标签的格式要求主要有：营养成分标示内容应当以一个"方框表"形式表示，营养成分表的方框可为任何尺寸，方框可以设置为与包装的基线垂直。表头为"营养成分表"，营养成分表包括营养成分名称、含量数值和占营养素参考值(NRV)的百分比；营养成分标示内容必须标示于包装的醒目位置，当标示的营养成分较多时，应选择适当方法使得能量和核心营养素醒目(如字体加黑、横线隔开等)；包装可用标签主面积小于 20 cm² 或特大规格包装，也可使用横排（水平）标示；营养标签的字体和颜色要求清晰，但营养声称的字体不得大于产品的一般名称和商标，营养声称、营养成分功能声称可以在标签的任意位置；如有外包装（或大包装），可以只在向消费者交货的外包装（或大包装）上标示营养标签，但内包装物（或容器）上必须标明每份净含量。

三、知识要点测试

知识要点测试

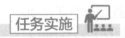

步骤一：工作准备

食品的准备：选择 2～3 种不同类型的加工食品。

准备计算器、食物成分表、《中国居民膳食营养素参考摄入量》。将个人的信息及相关内容填在任务工单中（表 2-7）。

食物成分表

中国居民膳食营养参考摄入量

表 2-7　任务工单

任务名称	营养标签的制作		指导教师		
学号			班级		
组员姓名			组长		
任务要求	要求小组内成员合作完成1～2种食品的营养标签制作，最终以营养标签形式展示				
资讯与参考					
决策与计划					
实施步骤与过程记录					
检查与评价	自我检查记录				
	结果记录				
文档清单	列出本人完成过程中涉及的所有文档				
	序号	文档名称		完成时间	负责人
	1				
	2				
	3				
	4				
	5				

步骤二：工作程序

1. 了解产品分析计划和相关标准

💡 链接提示：查询产品的相关标准，确定产品应属于哪个类型。

2. 确定检测项目

💡 链接提示：质量检测项目根据产品卫生标准分析。

3. 营养成分分析

💡 链接提示：食品营养标签的数据可通过计算或检测的方法(依据 GB/T 5009)获得。

4. 整理检验数据

5. 营养成分数据修约

💡 **链接提示**：营养成分数据的修约规则根据《数值修约规则与极限数值的表示和判定》(GB/T 8170—2008)执行，数值修约间隔是修约保留位数的方式，如蛋白质的修约间隔为 0.1，营养成分表中的蛋白质保留一位有效数字。当营养素检测数值小于等于"0"界限值时，应标识为"0"。如脂肪的"0"界限值为"≤0.5 g/100 g"，当检测出产品的脂肪含量为 0.5 g/100 g 或 0.4 g/100 g 时，则营养成分表中脂肪的含量应为 0。

6. 与国家产品质量标准比较

💡 **链接提示**：把数据与产品的质量标准、国家相关标准比较，核对产品的营养成分过高或过低，查找原因。

7. 确定营养成分表标示值

数据均值与标准核对后可进行适当的调整，原则是不违背国家标准，不高于检测数据可信上限或低于可信下限。营养成分含量的允许误差范围见表 2-8。

表 2-8　营养成分含量的允许误差范围

食品营养成分	标示值允许误差范围
食品的蛋白质、多不饱和及单不饱和脂肪(酸)、碳水化合物、淀粉，可溶性或不溶性群食纤维及其单体，维生素(不包括维生素 D、维生素 A)、矿物质(不包括钠)	≥80%标示值
食品中的能量及脂肪、饱和脂肪(酸)、反式脂肪(酸)、胆固醇、钠、糖	≤120%标示值
强化食品中的营养素(除维生素 D 和维生素 A 外)	≥标示值
食品中的维生素 D 和维生素 A	80%～180%标示值

8. 营养素参考数值的计算

💡 链接提示：

计算营养成分占 NRV 的百分数，计算公式如下：

$$X/NRV \times 100\% = Y$$

式中　X——每 100 g 或 100 mL 食品中某营养素的含量；

　　　NRV——该营养素的营养素参考值；

　　　Y——计算结果。

9. 营养声称选择

根据以上营养素含量的多少和声称要求条件，挑选声称内容。

10. 营养标签的核定和归档

最终根据营养参考数值判断和营养声称判断，绘制营养标签，并把所有的检验单、计算值和报告归档。营养成分推荐表格填写格式见表 2-9。

表 2-9　营养成分推荐表

项目	每 100 g	NRV%
能量	千焦(kJ)或千卡(kcal)	
蛋白质	克(g)	
脂肪	克(g)	

续表

项目	每100 g	NRV%
碳水化合物	克(g)	
钠	(mg)	
钙	(mg)	
维生素 A	微克维生素 A 当量(μgRE)	
维生素 D	微克(μg)	
维生素 E	毫克总 α 当量(mgα-TE)	
维生素 B$_2$	毫克(mg)	
维生素 B$_6$	毫克(mg)	
维生素 B$_{12}$	微克(μg)	
泛酸	毫克(mg)	
叶酸	微克叶酸当量(μgDFE)	
磷	毫克(mg)	
钾	毫克(mg)	
镁	毫克(mg)	
锌	毫克(mg)	

营养声称：_____

营养成分功能声称：_____

营养声称：如低脂肪××。

营养成分功能声称：如每日膳食中脂肪提供的能量比例不宜超过总能量的30%。

 小贴士

同学们在参与制作营养标签的过程中，要独立思考，制作的标签应符合营养标签的标准。

步骤三：检查

根据营养标签的制作方法和步骤对制作过程与结果进行检查。

步骤四：评估

小组内成员根据各自的任务实施过程和结果完成情况互相打分，评价结果呈现形式见表 2-10，教师评价结果呈现形式见表 2-11。

表 2-10　组内互评表

任务名称	营养标签的制作	验收结论	
验收负责人		验收时间	
验收对象			
任务要求	要求小组内成员合作完成 1～2 种食品的营养标签制作，最终以营养标签形式展示		

续表

实施方案确认				
文档清单	接收本任务完成过程中涉及的所有文档			
	序号	文档名称	接收时间	接收人
	1			
	2			
	3			
	4			
	5			
验收评分	配分表			
	考核项目		配分	得分
	素质考评	工作纪律	20	
		团队合作	20	
	实操考评	营养标签的解读	20	
		营养标签的制作步骤	20	
		营养标签的制作结果	20	
效果评价				

表 2-11　教师评价表

任务名称	营养标签的制作		验收结论	
验收教师			验收时间	
验收对象				
任务要求	要求小组内成员合作完成 1～2 种食品的营养标签制作，最终以营养标签形式展示			
实施方案确认				
文档清单	接收本任务完成过程中涉及的所有文档			
	序号	文档名称	接收时间	接收人
	1			
	2			
	3			
	4			
	5			

续表

验收评分	配分表		
	考核项目	配分	得分
	素质考评 工作纪律	10	
	素质考评 团队合作	10	
	实操考评 营养标签的解读是否准确	20	
	实操考评 营养标签的制作流程	20	
	实操考评 营养标签的核定结果	20	
	知识考评 课上测试	20	
效果评价			

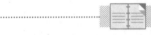

项目学习成果评价

依照本项目各个任务完成情况，将自我评价和本项目中各个任务的组内互评、教师评价成绩呈现在表 2-12 中，得到综合成绩。

表 2-12　项目学习成果评价表

考评任务	自我评价	组内互评	教师评价	备注
任务一				
任务二				
项目平均值				
综合评价				

项 目 拓 展

依照各类食物的营养价值，根据对标签的解读，结合实际生活找出自己对标签的新认知，并把它记录下来。

项目三　膳食调查与评价

项目导读

　　膳食调查是营养工作常用的技能，我国在 1959 年、1982 年、1992 年和 2002 年分别开展过四次大型的膳食调查。通过开展全国性膳食调查和评价，全面分析和了解我国人群的膳食营养状况，发现了国民在膳食营养中存在的问题。通过人体测量和资料分析、膳食调查与评价可以分析目标人群膳食结构的变化趋势，提出了相关的政策建议，为政府制定营养改善策略和行动计划提供了依据。这些工作都是在膳食调查的基础上进行的。本项目包括两个任务：任务一为人体体格测量；任务二为膳食调查及评价。

学习目标

1. 知识目标

(1)了解人体体格测量的指标和意义。

(2)掌握称重法、24 小时回顾法、记账法的原理、特点及实施程序。

(3)掌握各类食物摄入量的计算及膳食结构的分析与评价的方法。

2. 能力目标

(1)能够对一般人群的各项体格测量指标进行测量。

(2)能够利用称重法、24 小时回顾法、记账法进行膳食调查。

(3)能够进行各类食物摄入量的计算及膳食结构的分析与评价。

3. 素质目标

(1)具有严谨的工作作风、自我管理意识。

(2)具备良好的沟通能力和判断能力。

任务一　人体体格测量

任务描述

　　学习人体体格测量方法，为小组成员进行体格测量。对于该任务完成情况，主要依据组内互评(素质考评、实操考评)和教师评价(素质考评、实操考评、知识考评)两个方面进行评价。

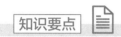

引导问题1：体格测量指标有哪些?

引导问题2：体格测量工具有哪些?

引导问题3：儿童体格测量的方法与程序是什么?

一、成人体格测量

常用的评定个体营养状况的方法是人体测量，它包括体重、身高、皮脂厚度及人体各围度的测量。它们简单易行，且可以较好地反映机体营养状况，所以是人体营养状况测定不可缺少的手段，是评价人体营养状况的一个重要方法。不同年龄组所选用的指标侧重点不同，而且指标的测定方法也存在较大差异。在测量这些指标的时候应注意年龄、性别的差异及测量方法的准确性、记录的规范性等。

> 思考小常识
>
> 权威医学期刊《柳叶刀》上的最新研究显示：1985—2019年，中国19岁男性平均身高增幅世界第一，增加近8 cm，达到175.7 cm；19岁女性增幅排世界第三，增加近6 cm，达到163.5 cm。35年来，人类的身高正在变得越来越高，尤其是中国人，成为全世界身高增长最快的群体之一。身高数据不仅可以展现社会的经济状况，还可以用来研究当时的科技水平、健康水平和政治制度。个人的身高是身体指标，而群体的身高是历史的尺度。为什么中国人的个子基本都是近30年窜起来的？本质上是工业快速发展和食品消费的迅速升级缔造出的优秀成绩。当我们理解身高数据和它背后的作用机制后，我们就越懂得身高数据是一个国家综合实力的体现。

(一)常用的体格测量指标和意义

体格大小和生长速度是反映机体营养状况的敏感指标。体格测量是评价群体或个体营养状况的重要项目之一。成人体格测量的主要指标有身高、体重、上臂围、腰围、臀围和皮脂厚度等。其中以身高和体重最为重要，因为它们综合反映了蛋白质、能量及其他一些营养素的摄入、利用和储备情况，反映了机体、肌肉、内脏的发育和潜在能力。对于成人而言，身高已基本无变化，当蛋白质和能量供应不足时，体重的变化更为灵敏，因此常作为了解蛋白质和能量的重要观察指标。

(二)体格测量的方法和工具

1. 身高

(1)测量工具。身高测量计(仪)如图 3-1 所示。使用前应校对零点，以钢尺测量基准板平面红色刻线的高是否为 10.0 cm，误差不得大于 0.1 cm。同时应检查立柱是否垂直，连接处是否紧密，有无晃动，零件有无松脱等情况，并及时加以纠正。

(2)测试方法。上肢自然下垂，足跟并拢，足尖分开成 60°，足跟、骶骨部及两肩间区与立柱相接触，躯干自然挺直，头部正直，耳屏上缘与眼眶下缘呈水平位；测试人员站在受试者右侧，将水平面压板轻轻沿立柱下滑，轻压于受试者头顶；测试人员读数时双眼应与压板平面等高，以厘米为单位，精确到小数点后一位 (0.1 cm)，如图 3-2 所示。

2. 体重

(1)测量工具。体重的测量工具为杠杆秤、体重秤或体重计(图 3-3)等。杠杆式体重秤使用前应检验其准确度和灵敏度，准确度要求误差不超过 0.1%。

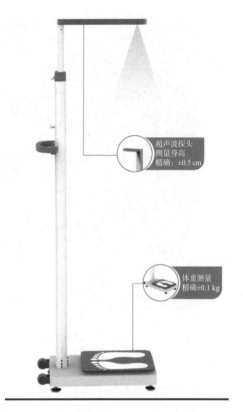

图 3-1　身高测量计(仪)

(2)测试方法。将体重计放在平坦地面上，调整零点，受试者身着短裤短袖衫，站立于体重计平台中央，待数据稳定后读数，如图 3-4 所示。

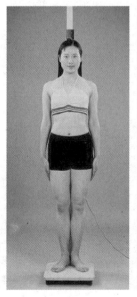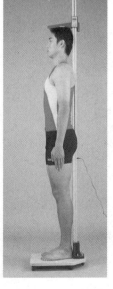

图 3-2　身高测量示意

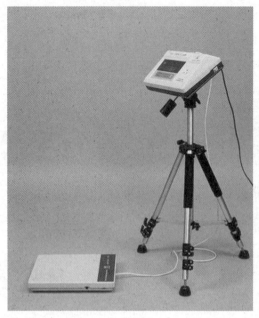

图 3-3 体重测量仪

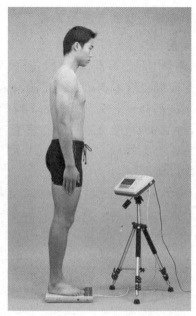

图 3-4 体重测量法

3. 上臂围

利用上臂紧张围与上臂松弛围二者之差表示肌肉的发育状况。一般此差值越大说明肌肉发育状况越好；反之说明脂肪发育状况良好。测量工具为无伸缩性材料制成的卷(软)尺(图 3-5)，刻度需读至 0.1 cm。

(1)上臂紧张围。上臂紧张围是指上臂肱二头肌最大限度收缩时的围度。

测量方法(图 3-6)：被测者上臂斜平举约 45°，手掌向上握拳并用力屈肘。测量者站于其侧面或对面，将卷尺在上臂肱二头肌最粗处绕一周进行测量。需要注意的是，测量时被测者要使肌肉充分收缩，卷尺的松紧度要适宜；测量误差不超过 0.5 cm。

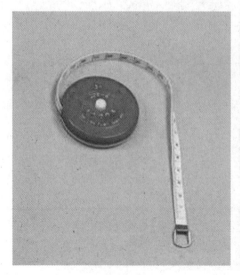

图 3-5 软尺

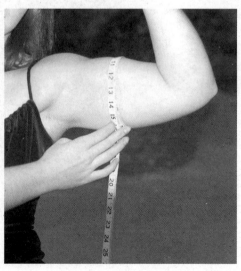

图 3-6 上臂紧张围示意

（2）上臂松弛围。上臂松弛围是指上臂肱二头肌最大限度松弛时的围度。

测量方法：在测量上臂紧张围后，将卷尺保持原来的位置不动，令被测者将上臂缓慢伸直，将卷尺在上臂肱二头肌最粗处绕一周进行测量。

4. 腰围

（1）测量工具：用无伸缩性材料制成的卷尺，刻度需读至 0.1 cm。

（2）测量方法（图 3-7）：被测者自然站立，平视前方；测试员甲选肋下缘最底部和髂前上棘最高点，连线中点，以此中点将卷尺水平围绕腰一周，在被测者呼气末、吸气末开始时读数；测试员乙充分协助，观察卷尺围绕腰的水平面是否与身体垂直，并记录读数。

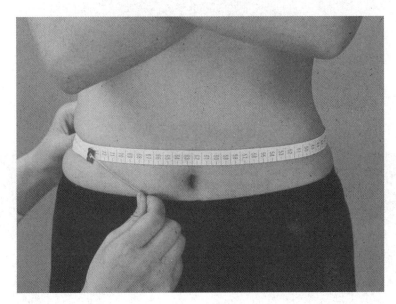

图 3-7　腰围测量示意

5. 臀围

臀围是指臀部向后最突出部位的水平围度。

（1）测量工具：用无伸缩性材料制成的卷尺，刻度需读至 0.1 cm。

（2）测量方法（图 3-8）：被测者自然站立，臀部腰围放松，平视前方；测试员甲将卷尺置于臀部向后最突出部位，以水平围绕臀一周测量；测试员乙充分协助，观察卷尺围绕臀部的臀围平面是否与身体垂直，并记录读数。

6. 胸围

（1）使用器材：用无伸缩性材料制成的卷尺测量。

（2）测试方法（图 3-9）：受试者自然站立，两脚分开与肩同宽，双肩放松，两上肢自然下垂，平静呼吸。两名测试人员分别立于受试者面前与背后共同进行胸围测量，将带尺上缘经背部肩胛下角下缘向胸前围绕一周；男生及未发育女生，带尺下缘在胸前沿乳头上缘；已发育女生，带尺在乳头上方与第四肋骨平齐；带尺围绕胸部的松紧度应适宜，以皮肤不产生明显压迫为度；应在受试者吸气尚未开始时读取数值，带尺上与零点相交的数值即为胸围值。以厘米为单位，精确到小数点后一位。

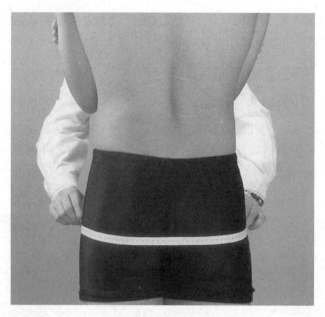

图 3-8　臀围测量示意

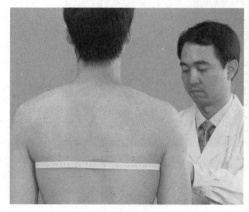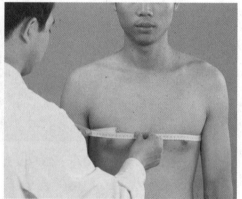

图 3-9　成年人胸围示意

7. 皮脂厚度

皮脂厚度是衡量个体营养状况和肥胖程度较好的指标。测量部位有上臂肱三头肌部、肩胛下角部、腹部、髂嵴上部等。其中前 3 个部位最重要，可分别代表个体肢体、躯干、腰腹等部分的皮下脂肪堆积情况，对判断肥胖和营养不良有重要价值。测量工具为皮脂厚度计(也称皮褶厚度计)，如图 3-10 所示。

(1)肱三头肌皮脂厚度(TSF)测试法(图 3-11)：受试者自然站立，被测部位充分裸露；测试人员找到肩峰、尺骨鹰嘴(肘部骨性凸起)，并用油笔标记出右臂后面从肩峰到尺骨鹰嘴连线中点处；用左手拇指和食指、中指将被测部位皮肤与皮下组织夹提起来；在该皮褶提起点的下方用皮脂厚度计测量其厚度，用右手拇指松开皮脂厚度计卡钳钳柄，使钳尖部充分夹住皮褶；在皮脂厚度计指针快速回落后立即读数。连续测量三次，精确到 0.1 mm。

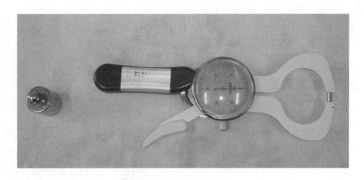

图 3-10　皮脂厚度计

（2）肱二头肌皮脂厚度测试法：受试者自然站立，被测部位充分裸露，上臂放松，自然下垂；测试人员取肱二头肌肌腹中点处（基本与乳头水平），为肩峰与肘鹰嘴连线中点上1 cm，并用油笔标记出该点；顺自然皮褶方向，用左手拇指和食指、中指将被测部位皮肤和皮下组织夹提起来；在该皮褶提起点的下方用皮脂厚度计测量其厚度，用右拇指松开皮脂厚度计卡钳钳柄，使钳尖部充分夹住皮褶；在皮脂厚度计指针快速回落后立即读数。连续测量三次，精确到 0.1 mm。

（3）肩胛下角皮脂厚度测试法（图 3-12）：受试者自然站立，被测部位充分裸露；测试人员用油笔标出右肩胛下角位置；在右肩胛下角下方 1 cm 处，顺自然皮褶方向（皮褶走向与脊柱成 45°），用左手拇指和食指、中指将被测部位皮肤和皮下组织夹提起来；在该皮褶提起点的下方用皮脂厚度计测量其厚度，用右拇指松开皮脂厚度计卡钳钳柄，使钳尖部充分夹住皮褶；在皮脂厚度计指针快速回落后立即读数。连续测量三次，精确到 0.1 mm。

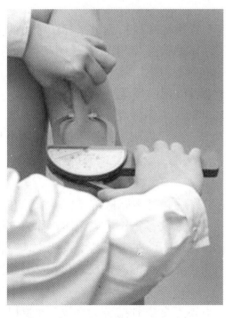
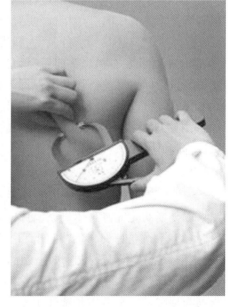

图 3-11　肱三头肌皮脂厚度测试法　　　　图 3-12　肩胛下角皮脂厚度测试法

（4）腹部皮脂厚度测试法（图 3-13）：取锁骨中线与脐水平线交界点，测量者用左手拇指与食指在测量点左右分开 3 cm，沿躯干长轴平行方向捏起皮下脂肪；右手拿皮脂卡钳，张开钳口，在手捏点下 1 cm 处夹住皮下脂肪，读取刻度盘指针所指读数。连续测量三次，精确到 0.1 mm。

(5)髂嵴上部皮脂厚度测试方法：受试者自然站立，被测部位充分裸露；在腋前线向下延伸与髂嵴上相交点垂直捏起皮褶；在该皮褶提起点的下方用皮脂厚度计测量其厚度，用右拇指松开皮脂厚度计卡钳钳柄，使钳尖部充分夹住皮褶；在皮脂厚度计指针快速回落后立即读数。连续测量三次，精确到 0.1 mm。

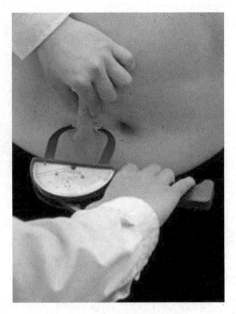

图 3-13　腹部皮脂厚度测试法

二、儿童体格测量

1. 儿童体格测量指标

体格发育有很多测量指标，大体归为三类，包括纵向测量指标、横向测量指标和质量测量指标。

(1)纵向测量指标。身高(3岁以后)、身长(3岁以前)、坐高(3岁以后)、顶臀长(3岁以前)、上肢长、下肢长、手长、足长等。纵向测量指标主要与骨骼系统的生长有关。在全身各个系统中，骨骼是最稳定的系统之一，受遗传因素控制作用较强，外界生活条件的影响需要有一个长期的过程才能够得到体现。所以，纵向测量指标主要用来反映长期营养、疾病和其他不良环境因素的影响过程。

(2)横向测量指标。横向测量指标包括围度测量指标和径长测量指标。常用的围度测量指标有头围、胸围、腹围、上臂围、大腿围和小腿围等；常用的径长测量指标有肩围、骨盆围、胸廓前后径和左右径、头前后径和左右径等。

(3)质量测量指标。目前，在儿童保健工作中可应用的质量测量指标为体重。对体格测量指标的选择还需依据年龄和研究目的。婴幼儿时期为了筛查小头畸形和脑积水等常需测量小儿的头围；观察婴幼儿的头围和胸围的交叉年龄，需测量胸围。监测儿童生长发育情况需测量身高和体重。

2. 儿童体格发育指标意义

(1)身长。3岁以内的婴幼儿，由于不能站立或站立时不能保持足跟、骶骨和胸椎与身高计接触(以使婴幼儿维持身体直立位)，需卧位测量头顶点至足底距离，称为身长。

(2)身高。表示站立时头、颈、躯干和下肢的总高度。在全身各个系统中，骨骼是最稳定的系统之一，受遗传因素控制作用较强，外界生活条件的改善或恶化，必须经过长年累月才可能影响身高。

(3)坐高与顶臀长。坐高指儿童处于坐位时头顶点至坐骨结节的高度。3岁以下儿童测量头顶点至臀部高度，称为顶臀长。身长或身高减去顶臀长或坐高即为下肢长度。儿童身高(身长)、坐高(顶臀长)等纵向指标的生长称为线性生长。

(4)体重。体重反映了身体各部分、各种组织质量的总和。其中骨骼、肌肉、内脏体脂和水分占主要成分。在构成体重的各成分中，骨骼发育受遗传因素影响大，发育趋于稳定，儿童肌肉、内脏变化居中，而水分和体脂变化最为活跃，因此体重可呈双向变化。体重的下降可由远期或近期营养造成。研究还表明，体重下降可预示群体中死亡率有上升的趋势，以及有阻碍生长发育的危险因素存在。新生儿和婴儿体重的测量误差比身高小，此期体重可有效地反映营养状况。低出生体重(Low Birth Weight，LBW)是指出生体重低于2 500 g。低出生体重不仅反映了胎儿在宫内营养不良，也与早产有关。而早产与孕期感染、妊娠并发症、宫颈、胎膜、胎盘、生活方式(如吸烟、吸服可卡因等)和心理压力等因素有关，因而 LBW 发生率也是妇幼保健服务指标之一。

(5)头围。头围表示头颅的围长，间接反映颅内容量的大小。头围稳定，变异系数最小。新生儿头围大于胸围，随着月龄增长，胸围超过头围。头围与胸围交叉所在的月龄大小成为评价婴儿营养状况的方法之一。头围与颅内容物和颅骨发育有关。前囟由额骨、顶骨的骨缝构成，出生时斜径约为 2.5 cm，在出生后 12~18 个月闭合；后囟由顶骨与枕骨缝构成，呈三角形，在出生时或出生后 2~3 个月闭合。佝偻病、脑积水、地方性甲状腺功能低下等可致囟门闭合延迟；颅内压增高可致前囟饱满；严重脱水或营养不良，可致囟门凹陷。

(6)胸围。胸围是胸廓的围长，反映胸廓与肺的发育。出生时胸围小于头围 1~2 cm；1 周岁时与头围大致相等，形成交叉；以后胸围超过头围。

(7)上臂围。上臂围是指上臂正中位的肌肉、脂肪和骨骼的围度。在儿童期，肌肉和骨骼围度上的差异相对稳定，脂肪多少影响上臂围变化。因此，可以用上臂围值间接反映脂肪变化来估计营养状况。上臂围测量方法简便，一般母亲都能够掌握，但它不像体重那样较为敏感地反映营养的变化。一般认为，1~5 岁儿童上臂围变化不大，如我国 1~5 岁组男童上臂围为(15.5±1.0)cm，可初步以 13 cm 作为界值，低于 13 cm 作为营养不良的判断标准。

(8)皮下脂肪厚度。皮下脂肪厚度(简称皮脂厚度)是评价儿童营养状况的指标之一，皮脂厚度可用 X 线照片、超声波、皮脂卡钳等来测量。用皮脂卡钳(皮脂厚度计)测量儿童的皮下脂肪厚度最为简单和安全。

3. 儿童体格测量的方法与程序

(1)准备。开展体格测量工作之前选择好工作场地，准备测量工具，并进行全面检查、校正。

1)场地选择：场地应保持安静，照明良好，远离噪声，避免气味的干扰，室温以20 ℃~22 ℃为宜，相对湿度为 50%~55%。

2)使用器材：

①标准量床：应选择平坦的地方放置，围板刻度应面向光源(便于读数)。仔细检查两端头板有无松动现象，围板刻度 0 点是否与头板的头顶面重合，并以钢尺检查围板上的刻度是否准确，一般为 10.0 cm，误差不得大于 0.1 cm。

②软尺：仔细检查软尺有无裂隙、变形等，并用 2 m 长的刻度尺检查其刻度是否准确，相差 0.5 cm 则不能使用。

③婴儿体重秤或成人体重计：常选择电子人体体重秤。使用前需检验其准确度，要求误差不超过 0.1%，即 100 kg 误差小于 0.1 kg。

④身高坐高计：以机械式身高坐高计为例，测试前应检查身高计是否完好，使用前应校对零点，误差不得大于 0.1 cm。

⑤皮脂厚度计：不同厂家生产的皮脂厚度计外形有差异，但原理是一样的。

3）记录表：可采用纸质记录表或采用计算机录入电子式记录表，以便长期保存。

4）记录笔：应用钢笔或圆珠笔进行填写，不能用铅笔。要能长期保存，一般至少两年不褪色。

（2）程序。

1）测量体重（图3-14）。新生儿测量体重需要运用婴儿磅秤或特制的杠杆秤，最大载重量10 kg，适用于1个月～7岁儿童的磅秤，最大载重50 kg，误差不超过50 g，适用于7岁以上儿童用的磅秤，最大载重100 kg，误差不过100 g。误差测量可用标准大砝码。结果记录以千克为单位，精确到小数点后两位。体重测量前应校正零点（不在零点应调节校正螺栓）、校正灵敏度（用100 g砝码）和测量误差。被测量的儿童应脱去外衣、鞋帽，去除内衣质量，也可由大人抱着婴儿称量，然后减去成人和婴儿所穿衣服质量。

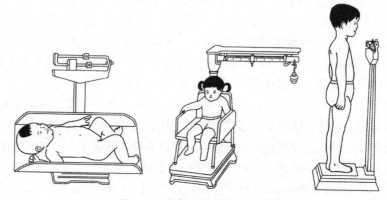

图3-14　杠杆秤称量体重示意

2）测量身长（3岁以前）或身高（3岁以后）（图3-15）。测量婴幼儿身长用量床，两边可嵌钢尺以示刻度。测量时需要两人，儿童仰卧，助手将儿童扶正，头顶抵量床头板，测量者位于儿童右侧，左手握住儿童双膝，使腿伸直，右手移动足板使其接触两足跟。以"cm"为记录单位，精确到小数点后1位。注意量床两侧读数一致。钢尺刻度误差不超过0.1 cm（可用标准直钢尺校正）。

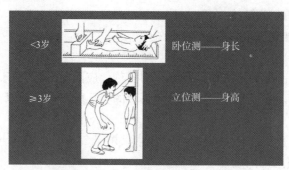

图3-15　儿童身长（身高）测量方法

身高常用身高坐高计测量。儿童取立位姿势，两眼平视，胸廓稍挺起，腹部微收，两臂自然下垂，手指并拢，足跟靠拢，足尖分开约60°。足跟、臀部和两肩胛间三个部位同时靠近身高坐高计立柱。移动滑测板，使之轻抵颅顶点，测量者平视，记录身高。以"cm"为单位，精确到小数点后1位，如某4岁3个月的男童身高为104.5 cm。两次测量误差不超过0.5 cm，立柱的刻度误差每1 cm不超过0.1 cm（可用标准直钢尺校正）。

3）测量坐高或顶臀长（图3-16）。顶臀长用量床测量。需有1人协助，协助者固定儿童头部于正中位，测量者左手提儿童下肢，膝关节屈曲，大腿垂直，测量者右手将底板紧贴儿童骶骨，读取读数。以"cm"为单位记录，精确到小数点后1位。刻度误差每1 cm不超过0.1 cm，两次测量误差小于0.5 cm。

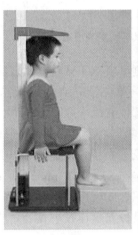
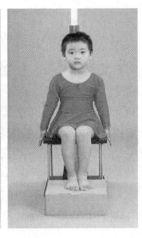

图3-16　儿童坐高测量方法

4）测量头围（图3-17）。测量者用软尺从头部右侧眉弓上缘经枕骨粗隆、左侧眉弓上缘回到起点。结果用"cm"表示，记录到小数点后1位。测量时，软尺紧贴头皮，左右对称。

5）测量胸围。胸围测量时，3岁以上取立位（图3-18），3岁以下婴幼儿取仰卧位（图3-19），两手自然平放或下垂。需要两人进行，测量者立于儿童的前方或后方，用左手拇指将软尺零点固定在儿童胸前左乳头下缘，右手将软尺从右侧绕过胸后壁，经左侧回到零点。协助者双手将软尺固定在两肩胛下角下缘，可保证测量的准确性。记录儿童平静呼吸时的中间读数，用"cm"为单位，记录到小数点后1位。

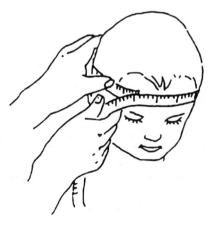
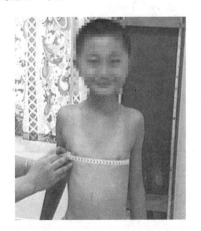

图3-17　儿童头围测量法　　　　图3-18　3岁以上胸围测量法

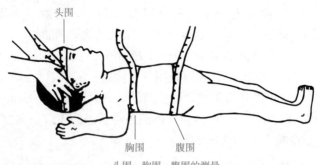

头围、胸围、腹围的测量

图 3-19　3 岁以下胸围测量法

6）测量上臂围。上臂围测量用软尺，被测量者双手臂自然平放或下垂，取左臂肩峰点至尺骨鹰嘴连线的中点绕上臂一周，以"cm"为单位，记录到小数点后 1 位。

7）测量皮脂厚度。皮下脂肪常用的测量部位有以下几个。

①腹壁皮脂厚度：取锁骨中线与脐平线交界点，测量者用左手拇指和食指于测量点左右分开 3 cm，沿躯干长轴平行方向捏起皮下脂肪，右手拿皮脂卡钳，张开钳口，在手捏点下 1 cm 处夹住皮下脂肪，读取刻度盘指针所指读数。单位为"mm"，记录到小数点后 1 位。

②背部皮下脂肪：取左侧肩胛下角下稍偏外侧处皮下脂肪。

③上臂皮脂厚度：在左侧上臂肩峰点与尺骨鹰嘴连线中点处，测量皮脂厚度，皮的方向与上臂长轴平行。

三、知识要点测试

知识要点测试

任务实施

步骤一：工作准备

开展体格测量工作之前选择好工作场地，准备测量工具并进行全面检查、校正。将个人的信息及相关内容填在任务工单中（表 3-1）。

表 3-1　任务工单

任务名称	人体体格测量	指导教师	
学号		班级	
组员姓名		组长	

续表

任务要求	要求小组内成员合作完成每个小组成员的体格测量，最终形成完整的每人体格测量报告			
资讯与参考				
决策与计划				
实施步骤与过程记录				
检查与评价	自我检查记录			
	结果记录			
文档清单	列出本人完成过程中涉及的所有文档			
	序号	文档名称	完成时间	负责人
	1			
	2			
	3			
	4			
	5			

链接提示：

(1)场地选择：场地应保持安静，照明良好，远离噪声，避免气味的干扰，室温以20 ℃~22 ℃为宜，相对湿度为50%~55%。

(2)使用器材：身高计、软尺、体重秤、皮脂厚度计。

(3)准备记录表。

步骤二：工作程序

1. 测量身高

身高计应选择平坦靠墙的地方放置，立柱的刻度尺应面向光源，严格掌握"三点靠立柱""两点呈水平"的测量姿势要求。水平压板与头部接触时，松紧要适度，头发蓬松者要压实，头顶的发辫、发结要放开，饰物要取下。读数完毕，立即将水平压板轻轻推向安全高度，以防破坏。测试人员读数时双眼应与压其刻板平面等高，以"cm"为单位，精确到小数点后一位(0.1 cm)。

2. 测量体重

受试者站在秤台中央，上下杠杆秤动作要轻，测量体重前受试者不得进行体育活动和体力劳动。一般用理想体重或称标准体重来衡量实际测量人体重是否在适宜范围，可依照项目一中任务一的知识要点内容。

3. 测量腰围(WC)

被测者勿用力挺胸或收腹，保持自然呼吸状态测量腰围。测量误差不超过1 cm。腰围标准如下。

(1)WHO标准。男性>94 cm，女性>80 cm，为肥胖的标准。

(2)亚洲标准。男性>90 cm，女性>80 cm，为腹型肥胖的标准。

4. 测量臀围

被测者要放松两臀，保持自然呼吸状态。测量误差不超过 1 cm。用所测得的腰围和臀围的数值计算腰臀比（WHR），男性大于 0.9 或女性大于 0.8 可诊断为中心性肥胖，但其分界值随年龄、性别、人种不同而不同。

5. 测量皮脂厚度

受试者自然站立，肌肉不紧张，体重平均落在两腿上；把皮肤与皮下组织夹提起来，但不能把肌肉提夹住。可以测量（上臂）肱三头肌或肩胛下角皮脂厚度、腹下等处的皮脂厚度。

成人肱三头肌皮脂厚度（TSF）正常参考值为男性 8.3 mm，女性 15.3 mm，实测值与参考值比较如下。

（1）＞90％正常。

（2）80％～90％轻度热能营养不良。

（3）60％～80％中度热能营养不良。

（4）＜60％重度热能营养不良。

正常成年男性的腹部皮肤皱襞厚度为 5～15 mm，大于 15 mm 为肥胖，小于 5 mm 为消瘦；正常成年女性的腹部皮肤皱襞厚度为 12～20 mm，大于 20 mm 为肥胖，小于 12 mm 为消瘦，40 岁以上妇女测量此部位更有意义。正常成人肩胛皮肤皱襞厚度的平均值为 12.4 mm，超过 14 mm 就可诊断为肥胖。

6. 测量上臂围

测量上臂紧张围时，被测者要使肌肉充分收缩，卷尺的松紧度要适宜；测量误差不超过 0.5 cm。

测量上臂松弛围时，要注意由紧张变换到放松时，勿使卷尺移动；测量误差不超过 0.5 cm。

上臂肌围的计算（AMC）：

$$AMC = AC(cm) - 3.14 \times TSF(cm)$$

式中，AC 一般是指上臂松弛围。

AMC 的正常值：成年男性为 24.8 cm，女性为 21.0 cm。

将以上测量的结果填到表 3-2 中。

表 3-2　体格测量记录表

姓名：　　　　　　　　　　年龄：　　　　　　　　　　性别：

项目	身高/cm	体重/kg	BMI	腰围/cm	臀围/cm	WHR	TSF/mm	AMC/cm	备注
实测值									
正常值									
体格状况									

记录者：　　　　　　　　　日期：

步骤三：检查

根据人体体格测量的方法和步骤对工作过程和结果进行检查。

步骤四：评估

小组内成员根据各自的任务实施过程和结果完成情况互相打分，评价结果呈现形式见

表 3-3，教师评价结果呈现形式见表 3-4。

表 3-3　组内互评表

任务名称		人体体格的测量		验收结论		
验收教师				验收时间		
验收对象						
任务要求		要求小组内成员合作完成小组成员中一人人体体格的测量				
实施方案确认						
文档清单	接收本任务完成过程中涉及的所有文档					
	序号	文档名称			接收时间	接收人
	1					
	2					
	3					
	4					
	5					
验收评分	配分表					
	考核项目				配分	得分
	素质考评	工作纪律			20	
		团队合作			20	
	实操考评	测量身高、体重			20	
		测量腰围、臀围			20	
		测量上臂围			20	
效果评价						

表 3-4　教师评价表

任务名称	人体体格的测量	验收结论	
验收教师		验收时间	
验收对象			
任务要求	要求小组内成员合作完成小组成员中一人人体体格的测量		
实施方案确认			

文档清单	接收本任务完成过程中涉及的所有文档			
	序号	文档名称	接收时间	接收人
	1			
	2			
	3			
	4			
	5			
验收评分	配分表			
	考核项目		配分	得分
	素质考评	工作纪律	10	
		团队合作	10	
	实操考评	测量身高、体重	25	
		测量腰围、臀围	25	
		测量上臂围	10	
	知识考评	课上测试	20	
效果评价				

任务二　膳食调查及评价

任务描述

学习不同膳食调查方法的概念、使用范围，设计膳食调查表，并对小组内成员开展一人 24 h 膳食调查并做简单评价。对于该任务完成情况，主要依据组内互评(素质考评、实操考评)和教师评价(素质考评、实操考评、知识考评)两个方面进行评价。

任务引导

引导问题 1：膳食调查的方法有哪些?
引导问题 2：24 h 回顾法的优点有哪些?
引导问题 3：记账法的原理是什么?
引导问题 4：标准人的概念是什么?

知识要点

为了解不同个体和人群的膳食结构，包括摄入的食物品种及每日从食物中所摄取各种营养素的量，营养工作者需要选择适当的膳食调查方法对有关人群进行膳食调查。膳食调查通常采用的方法有称重法、记账法、化学分析法、询问法和食物频率法等。这些方法可单独使用，也可联合使用。可根据调查研究的目的、研究人群、对结果的精确性要求、经费及研究时间的长短来确定适当的调查方法。

除化学分析方法外，其他的几种膳食调查方法都只是对食物摄入量的一个估计。准确地估计食物的质量是提高膳食调查准确度的重要方面，而选择合适的方法，无疑更是获得准确膳食摄入量的保障。

一、膳食摄入量调查——24 h 回顾法

1. 简介

询问法是目前比较常用的膳食调查方法，是根据询问调查对象所获得的膳食情况，对其食物摄入量进行计算和评价的一种方法，此方法适用于个体调查及特种人群的调查。询问法包括 24 h 回顾法和膳食史回顾法，这两种方法也可以结合使用。

24 h 回顾法是通过访谈的形式收集膳食信息的一种回顾性膳食调查方法，通过询问调查对象过去 24 h 实际的膳食情况，可对其食物摄入量进行计算和评价，是目前获得个人膳食摄入量资料最常用的一种调查方法。无论是大型的全国膳食调查，还是小型的研究课题，都可以采用这种方法来评估个体的膳食摄入情况。近年来，我国全国性的住户调查中个体食物摄入状况的调查均采用此方法，即采用 24 h 回顾法对所有家庭成员进行连续 3 天个人食物摄入量调查，记录消费的所有食物的种类和量，借此分析调查对象的膳食与营养素的摄入量及其与营养状况的关系。

24 h 回顾法是通过询问的方法，使被调查对象回顾和描述在调查时刻以前 24 h 内摄入的所有食物的数量和种类，借助食物模型、家用量具或食物图谱对其食物摄入量进行计算和评价。

24 h 回顾法的主要优点是所用时间短、调查对象不需要具备较高文化水平，就能得到个体的膳食营养素摄入状况，便于与其他相关因素进行分析比较，这种膳食调查结果对于人群营养状况的原因分析也是非常有价值的；缺点是调查对象的回顾依赖短期记忆，对调查者要严格培训，否则调查者之间的差别很难标准化。

2. 技术要点

24 h 回顾法可适用于家庭中个体的食物消费状况调查，也适用于描述不同人群个体的食物摄入情况，包括一些散居式特殊人群调查。具体询问获得信息的方式也有很多种，包括面对面询问，使用开放式表格或事先编制好的调查表通过电话、录音机等进行询问。其中，最典型的方法是使用开放式调查表进行面对面的询问。设计相应合理的调查表是关系到膳食调查质量的关键因素。

24 h 回顾法的信息是通过调查者的引导性提问获得的，因此调查者一定要经过认真培训，要掌握某些引导方法，以帮助调查对象回忆起一天内消耗的所有食物。在询问过程中，要求调查者不但要有熟练的专业技巧，还要有诚恳的态度，才能获得准确的食物消费资料。有时在回顾后可用一个食物清单进行核对，因为一些食物或零食很容易被遗忘。

24 h 回顾法一般要求在 15～40 min 完成，面对面进行调查的应答率较高；对于所摄入的食物可进行量化估计；一年中可以进行多次回顾，以提供个体日常食物的消费情况，

便于结合个体健康状况、职业、教育水平来进行比较。对于回忆不清楚的老人和儿童，可以询问其看护人。在调查中，家庭主妇和其他家庭成员可以帮助提供每个人摄入的食物种类与实际食物的消费量。24 h 回顾法常用来评价全人群的膳食摄入量，也适用于描述不同组个体的膳食平均摄入量。

在实际工作中，一般选用与膳食史结合的方法，或者采用 3 天连续调查方法（每天入户回顾 24 h 进餐情况，连续进行 3 天）。有研究显示，连续 3 天 24 h 回顾调查所得膳食摄入量的结果与全家食物称重记录法调查的结果相比较，二者之间的差别不显著。这说明只要做好质量控制，应用连续 3 天 24 h 回顾法调查的食物摄入量应能基本接近真实的摄入量。

24 h 回顾法要求每个调查对象回顾和描述 24 h 内摄入的所有食物的种类和数量。24 h 一般是指从最后一餐吃东西开始向前推 24 h。食物量通常参照家用量具、食物模型或食物图谱进行估计。

3. 设计 24 h 回顾调查表

调查表的设计首先要明确调查对象、时间、地区等基本信息。24 h 膳食回顾调查表主要包括以下 6 个方面的内容：

（1）食物名称。食物名称是指调查对象在过去的 24 h 内进食的所有食物的名称。可以是主食，如米饭、大米粥、馒头、面条等；可以是菜名，如宫保鸡丁、冬笋炒肉等；也可以是水果、小吃等名称。

（2）原料名称。原料名称是指前述的"食物名称"中所列食物的各种原料名称。例如，馒头的原料是面粉，冬笋炒肉的原料是冬笋和猪肉。应当注意原料名称是计算各种营养素摄入量的依据，各种食物中所含的营养素可以通过食物成分表查得。

（3）原料编码。原料编码是指食物成分表中各种原料的编码。每种食物的原料应与唯一的编码一一对应。

（4）原料质量。原料质量是指各种原料的实际摄入量（g）。由调查对象回忆过去 24 h 内进食各种食物的原料质量。

（5）进餐时间。进餐时间通常可分为早餐、中餐、晚餐，以及上午小吃、下午小吃和晚上小吃。

（6）进餐地点。进餐地点是指进食每餐及各种小吃的地点，如在家、单位/学校、饭馆/摊点等。

4. 24 h 回顾法个人人日数换算

一个人 24 h 为一个人日，习惯上每日只吃两餐，或者由于特殊情况（如重体力劳动、夜班生产等），每日少于或多于三餐者也为一个人日。个人人日数计算在家庭和集体就餐单位调查中很重要，24 h 回顾法在外就餐也要询问，并计算在餐次总数内。其计算公式为：

个人人日数＝早餐餐次总数×早餐餐次比＋中餐餐次总数×中餐餐次比＋
晚餐餐次总数×晚餐餐次比全家总人日数＝所有在家用餐个人的人日数之和

在做集体膳食调查时，如在某托儿所调查，早餐有 20 名儿童餐、中餐有 30 名、晚餐有 25 名。人日数计算如下。

（1）确定餐次比。餐次比的确定一般早餐为 30%，中晚餐各以 30%～40% 为宜，也可按照儿童的三餐能量比各占 1/3 计算。儿童餐次比不是一成不变的数值。

（2）计算群体总人日数。上文中，若假设儿童的三餐能量比各占 1/3，总人日数为 (20＋30＋25)×1÷3＝25(人日)。若该托儿所三餐能量分配比例为早餐 20％、中餐 40％、晚餐 40％，则总人日数计算为(20×0.2＋30×0.4＋25×0.4)＝26(人日)。

二、24 h 回顾和膳食史结合方法

1. 膳食史法的原理和特点

膳食史法由大卫·布鲁克(David Bruke)创立，他鉴于人体生长发育受到长期饮食习惯的影响，认为采用膳食史法可获得调查对象通常的膳食模式和食物摄入的详细情况，得到的数据可以用来对个体食物与营养素摄入量特征进行描述，并按照摄入量进行分类，还可以用来评价不同组人群的相对平均摄入量，或组内摄入量的分布情况。它与 24 h 回顾法的不同之处在于不只是询问昨天或前几天的食物消费情况，而是询问过去一段时间的膳食模式，即反映了长时期的膳食习惯。如果膳食有季节性变化，可以分季节进行调查询问。

膳食史法已被广泛用于营养流行病学调查研究，当食物消费种类多、随季节变化大时，采用膳食史法可以更加全面地了解居民膳食的摄入情况。对于许多慢性疾病而言(如心血管疾病、糖尿病、肿瘤及慢性营养不良等)，研究过去的膳食状况比研究现在的更有意义。膳食史法的优点是可以进行具有代表性的膳食模式的调查，并且样本量大，费用低，使用人力少，一般不影响调查对象的膳食习惯和进餐方式。与 24 h 回顾法相比，膳食史法是一种抽象的方法，进行这样的调查需要营养专家的指导。另外，该方法能得到人们日常习惯性的膳食模式，所以对调查对象也提出了更高的要求。两种调查方法结合使用，能较全面地反映出人群膳食调查的结果，并发挥询问调查法的优势。

24 h 回顾法和膳食史法都是开放式的调查，可以容纳调查对象所提到的任何一种食物或食物组合，对有关食物的种类、来源、加工和处理方法、详细描述及食物量等反映食物特性的信息都没有限定。另外，这种结合方法表现食物和饮食习惯的范围非常广泛，因此特别适用于对不同文化群体的摄入量估计。当调查不同的个体时，也易于看到文化差异的影响。

2. 表格设计要求

膳食史法由三部分组成：第一部分是询问膳食摄入的历史，询问调查对象通常的每日膳食摄入模式，可以用一些家用量具、食物模型或食物图谱估计食物量；第二部分是核对，用一份包含各种食物的详细食物清单来核对，以确证、阐明其总的饮食模式；第三部分是调查对象记录当前 3 天的食物摄入量，可以用 24 h 膳食回顾法。

在设计膳食调查表方面，专家建议用一种数据库的方法，即利用以前从目标人群中收集到的资料来设计食物种类表和食物份额大小。

3. 注意事项

膳食史法是调查调查对象在过去一段时间内的日常膳食模式和摄入量，因此对那些每天饮食有较大变异的个体是不适宜的。而且该调查方法对调查对象的要求较高，要求调查结果能反映出调查对象在较长时间内的饮食特点。

回顾法调查存在的误差主要包括以下三个方面。

(1)膳食摄入量的漏报或低估。研究发现，漏掉曾吃过的食物比多填了未曾吃过食物的情况更多见，容易被漏掉的食物主要是那些平时消费频率低的食物，或是那些主菜的辅助材料。因此，在回顾过程中可以进一步询问一些容易被忽略的食物，如饮料和餐间零食，也可以询问在炒菜时是否添加了别的配料等问题。另外，通常调查对象提供的在外用餐的信息也不够详细。

(2)对食物大小或摄入量进行错误估计。据调查，分量小的食物被估计偏高的情况较多，进食量较大的人对摄入量的估计偏低的较多。对固体食物量的估计要比对液体食物量的估计准确，对无形状食物(如面条和酱类等)和溶解性食物的食物量估计准确性最低。对肉眼不能分辨出的食物量的估计难度较大，如咖啡或茶中的牛奶、肉汁中的调味品，以及加在其他食物中的沙拉酱、番茄酱、果酱、人工黄油和食物配料等溶解性食物。一般那些摄入量远低于平均水平的人比较容易高估它们的摄入量，同样，那些摄入量高于平均水平的人有低估摄入量的趋势。而通过与照片或食物模型比较，调查对象能够根据他们的食物大小给出估计量。对调查对象进行如何使用食物模型的训练，可提高其食物估计量的准确性。

(3)调查对象的主观因素。调查对象记录的食物可能与社会期望因素有关，即当一个人很关心其所吃的食物时，他就有可能更趋向于选择那些社会接受的或被认为对健康有益的食物。调查对象和调查者缺乏依从性是误差的另一个潜在来源。调查对象对提供完整准确信息的积极性受其对研究结果的重要性和适用性认识程度的影响。调查者或其他人员向调查对象介绍研究目的时的热情和能否把这些热情传递给所有调查对象是一个关键因素。因此，调查者要花一些时间解释研究的目的和重要性，与调查对象之间建立起一种轻松、友善但又是公事公办的事务式关系，营造出一种相互信任的氛围。

三、记账法

记账法是根据账目的记录得到调查对象的膳食情况来进行营养评价的一种膳食调查方法。它是最早、最常用的膳食调查方法，是其他膳食调查方法的发展基础，常和称重法一起应用。它是由调查对象或研究者称量记录一定时期内的食物消费总量，研究者通过这些记录并根据同一时期进餐人数，就能计算出每人每天各种食物的平均摄入量。

在集体就餐的伙食单位(如幼儿园、学校和部队)，如果不需要个人食物摄入量的数据，只要平均值，则可以不称量每人每天摄入的熟重，只称量总的熟食量，然后减去剩余量，再除以进餐人数，即可得出平均每人每天的食物摄入量。

1. 记账法的原理和优缺点

记账法多用于建有伙食账目的集体食堂等单位，根据该单位每日购买食物的发票和账目、就餐人数的记录，得到在一定时期内的各种食物消耗总量和就餐者的人日数，从而计算出平均每人每日的食物消费量，再按照食物成分表计算这些食物所供给的能量和营养素数量。

记账法的操作较简单，费用低，所需人力少，适用于大样本膳食调查，且易于为膳食管理人员掌握，使调查单位能定期地自行调查计算，并可作为改进膳食质量的参考。该方法适用于家庭调查，也适用于幼儿园、中小学校或部队的调查。记账法可以调查较长时期的膳食，如1个月或更长。在记录精确和每餐用餐人数统计确实的情况下，能够得到较准确的结果。与其他方法相比较，不但可以调查长时期的膳食，而且适用于进行全年不同季节的调查。缺点是调查结果只能得到全家或集体中人均的膳食摄入量，难以分析个体膳食摄入情况。

2. 记账法的基本方法和要点

记账法的基础是膳食账目，所以要求被调查单位的伙食账目完善，数据可靠。对于家庭，一般没有食物消费账目可查，如用记账法进行调查，可在调查开始前登记其所有储存的及新购进的食物种类和数量，并且登记调查期间购入的食物，在调查结束时再次称量全部剩余食物的质量，然后计算出调查期间消费的食品总质量。家庭成员年龄、性别等相差较大，因此需按混合系数计算其营养素摄入量。

四、称重记账法

称重记账法是称重法和记账法相结合的一种膳食调查方法。这种膳食调查方法兼具了称重法的准确和记账法的简便，是目前应用非常广泛的一种膳食调查方法。在我国开展的四次全国营养调查中，均采用了该种方法。它是由调查对象或研究者称量记录一定时期内的食物消费总量，通常用于调查集体伙食单位或家庭中的食物消费。通过现场称重和询问可以搜集到一定时期的食物消费量和进餐人数登记情况，利用一些计算和分析方法，可以获得平均食物摄入量和营养素摄入量等信息。

开始调查前称量家庭结存的食物（包括库存、厨房、冰箱内所有的食物），然后详细记录每日购入的各种食物量和每日废弃的各种食物量，在调查周期结束后要称量剩余的食物量（包括库存、冰箱和厨房内的食物）。然后将每种食物的最初结存或库存量，加上每日购入量，减去每种食物的废弃量和最后剩余量，即调查阶段所摄入的该种食物质量。为了保证记录的准确性，调查中应对食物的名称及主要原料进行详细记录。

家庭调查时要记录每日每餐的进餐人数和进餐人的性别、年龄、劳动强度、生理状态，如孕妇、乳母等。

相关计算方法如下：

（1）计算食物实际消费量。根据记账法中统计的 3 天内家庭的食物结存量、购进总量、废弃总量和剩余总量来计算。其计算公式为

家庭每种食物实际消费量＝食物结存量＋购进食物总量－废弃食物总量－剩余食物总量

（2）计算每人每日各种食物的摄入量。

家庭平均每人每日每种食物摄入量＝实际消费量÷家庭总人日数

（3）计算每人每日各种营养素的摄入量。平均每人每日营养素摄入量是根据食物成分表中各种食物的能量及营养素的含量来计算的。其计算公式为

食物中某营养素含量＝［食物量(g)÷100×可食部分比例］×每百克食物中营养素含量

家庭某种营养素总摄入量＝家庭摄入所有食物中某营养素的量累加平均

每人每日某营养素摄入量＝家庭某种营养素总摄入量/家庭总人日数

（4）标准人的概念及计算方法。由于调查对象的年龄、性别和劳动强度有很大的差别，所以无法用营养素的平均摄入量进行相互间的比较。因此，一般将各个人群都折合成标准人进行比较。折合的方法是以体重 60 kg 成年男子从事轻体力劳动者为标准人，以其能量供给量 10.05 MJ（2 400 kcal）作为 1，其他各类人员按其能量推荐量与

10.05 MJ 之比得出各类人的折合系数。然后将一个群体各类人的折合系数乘以其人日数之和，再被其总人日数除即得出该人群折合标准人的系数（混合系数）。标准人日计算公式为

$$标准人日＝标准人系数×人日数$$

总标准人日数为全家或集体每个人标准人日之和。

人均食物或营养素摄入量除以混合系数即可得出该人群标准人的食物和营养素摄入量。计算出人群标准人的食物和营养素摄入量后，就能够在不同年龄、性别和劳动强度的人群之间进行比较。

膳食评价

$$标准人的平均每日某营养素摄入量能力要求＝平均每人每日某营养素摄入量/混合系数$$

思考小常识

我国曾于 1959 年、1982 年、1992 年和 2002 年分别进行了四次全国膳食调查。对群体或个体每天进餐次数、摄入食物的种类和数量等调查，再根据食物成分表计算出每人每日摄入的能量和其他营养素。然后与推荐供给标准进行比较，评价出膳食质量能否满足人体健康所需，并了解膳食计划，分析食物分配和烹调加工过程中存在的问题，做出膳食指导。膳食调查是流行病学调查中重要的组成部分，成功的膳食调查可以了解人群的营养状况，有助于开展针对性的膳食干预及健康指导，提高人群的健康水平及生活质量。膳食称重记录法可以翔实、准确地记录将摄入食物的数量及状态，并从原料开始称重记录；随着精确记录天数增多，其结果越来越准确，但是需投入很大的人力和物力，故人们多采用 3 d 膳食称重记录法。

五、知识要点测试

知识要点测试

任务实施

设计 24 h 回顾调查表。

步骤一：工作准备

准备好调查用的纸、笔、尺、食物成分表、《中国居民膳食营养参考摄入量》。将个人的信息及相关内容填在任务工单中（表 3-5）。

中国居民膳食营养素参考摄入量

食物成分表

表 3-5 任务工单

任务名称	膳食调查及评价		指导教师	
学号			班级	
组员姓名			组长	
任务要求	要求小组内成员合作完成小组成员中一人 24 h 膳食情况调查，设计一个 24 h 回顾调查表，并完成小组成员一人 24 h 膳食调查和简单评价			
资讯与参考				
决策与计划				
实施步骤与过程记录				
检查与评价	自我检查记录			
	结果记录			
文档清单	列出本人完成过程中涉及的所有文档			
	序号	文档名称	完成时间	负责人
	1			
	2			
	3			
	4			
	5			

步骤二：工作程序

1. 确定表头

根据调查目的、地点等，表头应一目了然。

2. 确定调查对象基本内容

调查对象的基本内容包括个人基本情况、住址和联系方式，以便整理资料时联系和修改。日期也是重要的记录内容，因为不同的季节，食品供应不同，可以为今后分析和建立健康档案做准备。

3. 确定回顾调查表的内容

24 h 回顾调查的内容可以根据实际需要有所不同，一般应包括餐次、食物名称、原料编码、摄入量等。不需询问进餐地点时则可以省略这部分内容。

原料编码是该食物在食物成分表上的编码，设计此项目是为了输入计算机和统计分析时的需要。

4. 设计表格

把餐次作为纵向内容，将调查内容作为横向内容，简单设计调查表。

5. 编写解释说明

表格设计完成后，除内容需要进一步完善外，还需要对原料统一规定质量单位（如 g），对进餐地点及加餐等需要进行说明，以便不同的人员在指导调查对象填表时起到提示作用。进餐地点可根据不同的调查对象和调查目的来确定。

6. 对小组内成员展开一人 24 h 的膳食调查，并填写在以上设计的表格里

7. 利用膳食调查结果对各项评价项目进行计算和分析，并做出简单评价

💡 **链接提示**：以上分析评价主要从膳食结构、膳食能量、膳食营养素三个方面开展，具体依据理论见"膳食评价"二维码。

步骤三：检查

根据设计 24 h 回顾调查表的方法和步骤对工作过程与结果进行检查。

步骤四：评估

小组内成员根据各自的任务实施过程和结果完成情况互相打分，评

膳食评价

价结果呈现形式见表 3-6，教师评价结果呈现形式见表 3-7。

表3-6 组内互评表

任务名称	膳食调查及评价		验收结论	
验收教师			验收时间	
验收对象				
任务要求	要求小组内成员合作完成小组成员中一人24 h膳食情况调查，设计一个24 h回顾调查表，并完成小组成员一人24 h膳食调查和简单评价			
实施方案确认				
文档清单	接收本任务完成过程中涉及的所有文档			
	序号	文档名称	接收时间	接收人
	1			
	2			
	3			
	4			
	5			
验收评分	配分表			
	考核项目		配分	得分
	素质考评	工作纪律	20	
		团队合作	20	
	实操考评	膳食调查表设计	20	
		开展膳食调查情况	20	
		膳食调查结果评价	20	
效果评价				

表3-7 教师评价表

任务名称	膳食调查及评价	验收结论	
验收教师		验收时间	
验收对象			
任务要求	要求小组内成员合作完成小组成员中一人24 h膳食情况调查，设计一个24 h回顾调查表，并完成小组成员一人24 h膳食调查和简单评价		
实施方案确认			

续表

文档清单	接收本任务完成过程中涉及的所有文档			
	序号	文档名称	接收时间	接收人
	1			
	2			
	3			
	4			
	5			
验收评分	配分表			
	考核项目		配分	得分
	素质考评	工作纪律	10	
		团队合作	10	
	实操考评	膳食调查表设计	20	
		开展膳食调查情况	20	
		膳食调查结果评价	20	
	知识考评	课上测试	20	
效果评价				

项目学习成果评价

依照本项目各个任务完成情况，将自我评价和本项目中各个任务的组内互评、教师评价成绩呈现在表 3-8 中，得到综合成绩。

表 3-8　项目学习成果评价表

考评任务	自我评价	组内互评	教师评价	备注
任务一				
任务二				
项目平均值				
综合评价				

项 目 拓 展

请根据项目三任务一"人体体格测量"结果进行营养不良的症状判别。营养不良的症状依据的理论信息见"营养不良的症状与判别"二维码。

营养不良的症状与判别

第三篇　营养配餐篇

项目四　一般人群食谱设计

人体每天都要从膳食中获取能量和营养素，而根据年龄、性别、身体活动水平、生理特点等不同，能量和营养素的需要量会有很大差异。因此，为了搭配出最适合配餐对象的食谱，营养工作者需要对配餐对象的能量需要量、产能营养素等进行计算，制定出合理营养、促进健康的营养食谱。另外，营养食谱还可以指导餐饮企业管理人员有计划地管理膳食，或有助于家庭有计划地管理家庭膳食。食谱编制的方法有计算法、食物交换份法、计算机软件法。本项目利用计算法学习一般人群食谱的编制。本项目包括两个任务：任务一为一般人群营养和食物目标设计；任务二为一般人群食谱编制。

学习目标

1. 知识目标

(1)掌握膳食结构类型，膳食指南、膳食宝塔相关知识。

(2)掌握一般人群设计食物和营养素目标的流程。

(3)掌握利用食谱编制方法：计算法。

2. 能力目标

(1)能够为一般人群进行膳食指导。

(2)能够为一般人群设计食物和营养素目标。

(3)能够为一般人群制定合理的营养食谱。

3. 素质目标

(1)具有深厚的爱国情感和中华民族自豪感。

(2)具有自我管理意识，具备良好的信息素养。

(3)具有较强的集体意识和团队合作精神。

任务一　一般人群营养和食物目标设计

任务描述

请为本小组的一名同学设计一天的营养素和食物目标(包括能量、主要营养素的供给量目标和食物种类)。要求小组内成员合作完成小组成员中一人一天的营养素和食物目标，最终形成完整的一人一天的营养素目标和食物目标书面报告。对于该任务完成情况，主要依据组内互评(素质考评、实操考评)和教师评价(素质考评、实操考评、知识考评)两个方面进行评价。

任务引导

引导问题1：营养素和食物目标的确定主要依据是什么？

引导问题2：膳食指南指的是什么？

引导问题3：膳食宝塔内容包括什么？

知识要点

世界膳食结构介绍

一、膳食结构

膳食结构也称食物结构，是指居民每日消费的食物种类及其数量的相对结构，它表示各类食物的数量及其在膳食中所占的比例。膳食结构是反映一个国家综合国力水平，决定一个地区生产供应规划，衡量一个国家或地区经济发展或文明程度的重要标志。它是居民营养状况和体质健康的决定因素，也是对广大居民进行有效营养干预的重要环节。

1. 动物性食物为主的膳食结构

以西方发达国家为代表的膳食结构中，粮谷类食物过少，而动物性食物比重比较大，因而在膳食营养上具有高热量、高脂肪(胆固醇)、高蛋白质的"三高"特点。这种膳食结构的优点是动物性食物占的比例高，优质蛋白在膳食结构中占的比例高，同时动物性食物中所含的无机盐一般利用率较高，脂溶性维生素和B族维生素含量也较高。

2. 植物性食物为主的膳食结构

以中国为代表的东方膳食结构是以植物性食物为主，动物性食物为辅，食品大多不经过精细加工。其膳食结构特点如下。

(1)膳食结构以谷类为主。谷类食品中碳水化合物含量高，而碳水化合物是热能最经济、最主要的来源。

(2)蔬菜丰富及粗粮的摄入，使得人们摄入了大量的膳食纤维，因此消化系统疾病及肠癌的发病率极低。

(3)豆类及豆制品的摄入，补充了一部分优质蛋白和钙。

(4)饮茶、吃水果、吃甜食少，减少了糖的过多摄入。

(5)丰富的调料，具有杀菌、降脂、增加食欲、帮助消化等诸多功能。

3. 地中海式膳食结构

有关研究统计报告显示，以希腊为代表的地中海沿岸国(包括葡萄牙、西班牙、法国、意大利等 14 国)心脑血管疾病和癌症发病率、死亡率最低，平均寿命更是比西方国家平均值高 17%。其膳食结构特点如下。

(1)地中海模式以使用橄榄油为主。

(2)地中海的动物蛋白来源以鱼类最多，其次为牛、鸡等。

(3)在碳水化合物中，水果、薯类和蔬菜总量远高于东方膳食模式。

(4)饮酒量高，但以红葡萄酒为主。

4. 动植性食物平衡的膳食结构

该类型以日本为代表。膳食中动物性食物与植物性食物比例比较适当。其特点是：谷类的消费量为年人均约 94 kg；动物性食品消费量为年人均约 63 kg，其中海产品所占比例达到 50%，动物蛋白占总蛋白的 42.8%；能量和脂类的摄入量低于以动物性食物为主的欧美发达国家，每天能量摄入保持在 2 000 kcal 左右。宏量营养素供能比例为碳水化合物 57.7%、脂类 26.3%、蛋白质 16.0%。该类型的膳食能量能够满足人体需要，又不至于过剩。蛋白质、脂类、碳水化合物的供能比例合理。来自植物性食物的膳食纤维和来自动物性食物的营养素如铁、钙等均比较充足，同时动物脂肪又不高，有利于避免营养缺乏病和营养过剩性疾病，促进健康。此类膳食结构已成为世界各国调整膳食结构的参考。

5. 我国目前的膳食结构现状与问题

当前城乡居民的膳食仍然以植物性食物为主，动物性食物为辅。近些年，我国居民膳食质量明显提高，城乡居民能量及蛋白质摄入得到基本满足，肉、禽、蛋等动物性食物消费量明显增加，优质蛋白比例上升。目前存在的问题有：畜肉类及油脂消费过多，谷类食物消费过低；奶类、豆类制品摄入过低仍是全国普遍存在的问题；全国城乡居民钙摄入量仅为 389 mg/d，还不到适宜摄入量(800 mg/d)的半数。

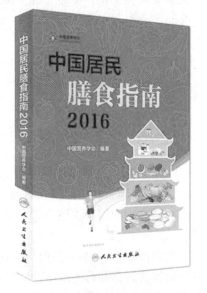

二、膳食指南

"民以食为天"，膳食是人体健康的基础，随着科学的进步，人们更逐步明确了膳食构成和一些疾病的发生存在相关性，膳食指南由此应运而生。膳食指南针对各地区存在的问题及不同人群，依据合理膳食的基本要求，用通俗易懂的、简明扼要的语言，为人们提出的合理选择与搭配食物的一组建议。它告诉人们每天吃什么食物，哪些应该多吃，哪些应少吃。让人们易于记忆，便于操作(图 4-1)。

图 4-1 《中国居民膳食指南 2016》
书籍封面

1. 膳食指南的变迁

膳食指南作为卫生政策的一部分有上百年的历史，它由早期的食物目标，历经膳食供给量、膳食阶段目标演变而来。1918 年，英国推荐儿童膳食必须包含一定量的牛乳；20 世纪 30 年代，国联向大众推荐膳食应包含保健的食品——牛乳、叶菜、鱼、肉、蛋等。实际上，20 世纪 40 年代以前的膳食指南和膳食标准并无界限，后来为了给膳食指南提供科学依据才确定膳食标准及相关研究。20 世纪 50 年代以来，慢性疾病成为主要死因，其发病率与膳食构成的关系引起关注。此时实验证明血脂可受膳食影响，流行病学观察发现脂肪的种类和数量与心脏病病死率有关，于是美国心脏病学会建议为心脏病人制定膳食指南。1977 年美国提出了膳食目标，成为膳食指南发展的里程碑，1980 年美国将膳食目标改为《美国膳食指南》。其他国家也纷纷于 20 世纪 70—80 年代提出了各自的膳食指南。

1989 年我国才修订了第一部膳食指南，1996 年中国营养学会及中国预防医学科学院营养与食品卫生研究所共同组织了中国膳食指南专家委员会，该委员会开展了深入细致的调研和资料论证工作，对原有的膳食指南进行了修改，同时对指南进行了量化，并设计了"平衡膳食宝塔"。随着社会经济的快速发展，居民的膳食结构及生活方式发生了重要变化，对于促进人民健康、增强民族体质的目标贡献一份力量。

> **思考小常识**
>
> 我国于 1989 年首次发布居民膳食指南，并于 1997 年、2007 年、2016 年、2022 年进行了四次修订。膳食指南是根据科学原则和百姓健康需要，以及食物生产情况和人民生活实践，提出的食物选择和身体活动的指导性意见。对居民膳食指南的四次修订正是中国人生活水平和健康水平发展的佐证。扫描一下二维码，阅读近几十年我国居民饮食结构变化，并思考膳食指南在对我国居民饮食结构有何种作用，以及为什么膳食指南要经常变更。
>
> 　　　　　　　
>
> 中国居民膳食指南核心推荐内容比较　　　　中国居民近几十年膳食结构的变化

2. 中国居民膳食指南(2022)

《中国居民膳食指南(2022)》由 2 岁以上大众膳食指南、特定人群膳食指南、平衡膳食模式和膳食指南编写说明三部分组成，包含 2 岁以上大众膳食指南及 9 个特定人群指南(图 4-2)。

为方便百姓应用，还修订完成《中国居民膳食指南(2022)》科普版，帮助百姓做出有益健康的饮食选择和行为改变。同时，还修订完成了中国居民膳食宝塔(2022)、中国居民平衡膳食餐盘(2022)和儿童平衡膳食算盘(2022)等可视化图形，指导大众在日常生活中进行具体实践。《中国居民膳食指南(2022)》是近百名专家对营养和膳食问题的核心意见与科学共识，将为全体营养和健康教育工作者、健康传播者提供最新、最权威的科学证据和资源，在落实健康中国行动中发挥重要的作用。

新指南郑重遴选8条基本准则，作为2岁以上健康人群合理膳食的必须遵循原则。强调了膳食模式、饮食卫生、三餐规律、饮水和食品选购、烹饪的实践能力。《中国居民膳食指南(2022)》中提炼出了平衡膳食八准则，见"平衡膳食八准则"二维码。

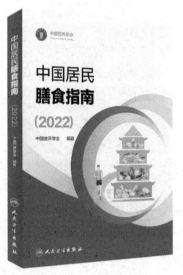

平衡膳食八准则

图4-2 《中国居民膳食指南2022》书籍封面

思考小常识

走到餐厅，发现每个桌面上都放着一个广告性质的"节约用餐"提示桌牌，我们吃饭的时候，看着这个桌牌，却在不断地浪费。国家提倡节约用餐，光盘行动，我们打包回家，却慢慢地发现回家也是扔进了垃圾桶。我们从小就学过一句古诗，叫作"谁知盘中餐，粒粒皆辛苦"，我们也懂得粮食的来之不易，但是你知道我国一年浪费多少粮食吗？

2020年数据统计，我国粮食在仓储、运输和加工上等环节造成的损失高达700亿斤，而2013—2015年我国餐饮食物浪费总量高达1700万到1800万吨，也就是相当于3000万到5000万人一年的口粮。现在国家加大了拒绝浪费、反对浪费的力度，相信粮食浪费总量也会逐渐减少。珍惜粮食是素质，也是爱惜社会资源。勤俭节约是中华美德，也是一种品德。珍惜每一口粮食，从你我做起！

三、中国居民平衡膳食宝塔

中国居民平衡膳食宝塔(chinese food guide pagoda)(图4-3)是根据《中国居民膳食指南(2022)》的准则和核心推荐，把平衡膳食原则转化为各类食物的数量和所占比例的图形化表示。

中国居民平衡膳食宝塔(2022)

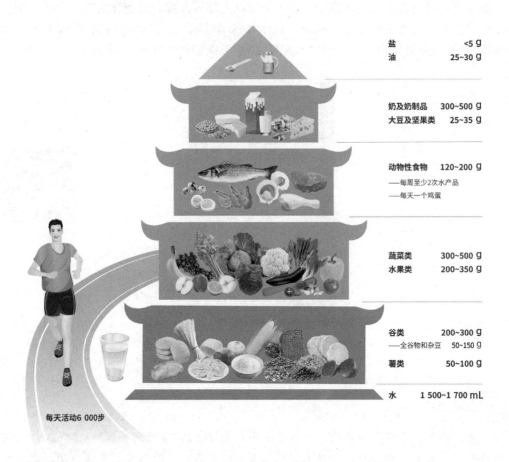

盐	<5 g
油	25~30 g
奶及奶制品	300~500 g
大豆及坚果类	25~35 g
动物性食物	120~200 g
——每周至少2次水产品	
——每天一个鸡蛋	
蔬菜类	300~500 g
水果类	200~350 g
谷类	200~300 g
——全谷物和杂豆	50~150 g
薯类	50~100 g
水	1 500~1 700 mL

每天活动6 000步

图 4-3　中国居平衡膳食宝塔(2022)

中国居民平衡膳食宝塔形象化的组合,遵循了平衡膳食的原则,体现了在营养上比较理想的基本食物构成。宝塔共分5层,各层面积大小不同,体现了5大类食物和食物量的多少。5大类食物包括谷薯类、蔬菜水果类、畜禽鱼蛋奶类、大豆和坚果类及烹调用油盐。食物量是根据不同能量需要量水平设计,宝塔旁边的文字注释,标明了在 1 600~2 400 kcal 能量需要量水平时,一段时间内成年人每人每天各类食物摄入量的建议值范围。

1. 第一层:谷薯类食物

谷薯类是膳食能量的主要来源(碳水化合物提供总能量的50%~65%),也是多种微量营养素和膳食纤维的良好来源。膳食指南中推荐 2 岁以上健康人群的膳食应做到食物多样、合理搭配。谷类为主是合理膳食的重要特征。在 1 600~2 400 kcal 能量需要量水平下的一段时间内,建议成年人每人每天摄入谷类200~300 g,其中包含全谷物和杂豆类50~150 g;另外,薯类50~100 g,从能量角度,相当于15~35 g大米。

谷类、薯类和杂豆类是碳水化合物的主要来源。谷类包括小麦、稻米、玉米、高粱等及其制品,如米饭、馒头、烙饼、面包、饼干、麦片等。全谷物保留了天然谷物的全部成分，是理想膳食模式的重要组成，也是膳食纤维和其他营养素的来源。杂豆包括大豆以外的其他干豆类，如红小豆、绿豆、芸豆等。我国传统膳食中整粒的食物常见的有小米、玉米、绿豆、红豆、荞麦等，现代加工产品有燕麦片等，因此把杂豆与全谷物归为一类。2 岁以上人群都应保证全谷物的摄入量，以此获得更多营养素、膳食纤维和健康益处。薯类包括马铃薯、红薯等，可替代部分主食。

2. 第二层：蔬菜、水果

蔬菜、水果是膳食指南中鼓励多摄入的两类食物。在 1 600～2 400 kcal 能量需要量水平下，推荐成年人每天蔬菜摄入量至少达到 300 g，水果 200～350 g。蔬菜、水果是膳食纤维、微量营养素和植物化学物的良好来源。蔬菜包括嫩茎、叶、花菜类、根菜类、鲜豆类、茄果瓜菜类、葱蒜类、菌藻类及水生蔬菜类等。深色蔬菜是指深绿色、深黄色、紫色、红色等有颜色的蔬菜，每类蔬菜提供的营养素略有不同，深色蔬菜一般富含维生素、植物化学物和膳食纤维，推荐每天占总体蔬菜摄入量的 1/2 以上。

水果多种多样，包括仁果、浆果、核果、柑橘类、瓜果及热带水果等。推荐吃新鲜水果，在鲜果供应不足时可选择一些含糖量低的干果制品和纯果汁。

3. 第三层：鱼、禽、肉、蛋等动物性食物

鱼、禽、肉、蛋等动物性食物是膳食指南推荐适量食用的食物。在 1 600～2 400 kcal 能量需要量水平下，推荐每天鱼、禽、肉、蛋摄入量共计 120～200 g。

新鲜的动物性食物是优质蛋白质、脂肪和脂溶性维生素的良好来源，建议每天畜禽肉的摄入量为 40～75 g，少吃加工类肉制品。目前，我国汉族居民的肉类摄入以猪肉为主，且增长趋势明显。猪肉含脂肪较高，应尽量选择瘦肉或禽肉。常见的水产品包括鱼、虾、蟹和贝类，此类食物富含优质蛋白质、脂类、维生素和矿物质，推荐每天摄入量为 40～75 g，有条件可以优先选择。蛋类包括鸡蛋、鸭蛋、鹅蛋、鹌鹑蛋、鸽子蛋及其加工制品。蛋类的营养价值较高，推荐每天 1 个鸡蛋（相当于 50 g 左右），吃鸡蛋不能丢弃蛋黄，蛋黄含有丰富的营养成分，如胆碱、卵磷脂、胆固醇、维生素 A、叶黄素、锌、B 族维生素等，无论对多大年龄人群都具有健康益处。

4. 第四层：奶类、大豆和坚果

奶类和豆类是鼓励多摄入的食物。奶类、大豆和坚果是蛋白质与钙的良好来源，营养素密度高。在 1 600～2 400 kcal 能量需要量水平下，推荐每天应摄入至少相当于鲜奶 300 g 的奶类及奶制品。在全球奶制品消费中，我国居民摄入量一直很低，多吃各种各样的乳制品，有利于提高乳类摄入量。

大豆包括黄豆、黑豆、青豆。其常见的制品如豆腐、豆浆、豆腐干等。坚果包括花生、葵花子、核桃、杏仁、榛子等，部分坚果的营养价值与大豆相似，富含必需脂肪酸和必需氨基酸。推荐大豆和坚果摄入量共为 25～35 g，其他豆制品摄入量需按蛋白质含量与大豆进行折算。坚果无论作为菜肴还是零食，都是食物多样化的良好选择，建议每周摄入 70 g 左右（相当于每天 10 g 左右）。

5. 第五层：烹调油和盐

油盐作为烹饪调料必不可少，但建议尽量少用。推荐成年人平均每天使用烹调油不超过 25～30 g，食盐摄入量不超过 5 g。按照 DRIs 的建议，1～3 岁人群膳食脂肪供能比应占膳食总能量 35%；4 岁以上人群占 20%～30%。在 1 600～2 400 kcal 能量需要量水平下脂肪的摄入量为 36～80 g。其他食物中也含有脂肪，在满足平衡膳食模式中其他食物建议量的前提下，烹调油需要限量。按照 25～30 g 计算，烹调油提供 10% 左右的膳食能量。烹调油包括各种动植物油，植物油如花生油、大豆油、菜籽油、葵花籽油等，动物油如猪油、牛油、黄油等。烹调油也要多样化，应经常更换种类，以满足人体对各种脂肪酸的需要。

我国居民食盐用量普遍较高，盐与高血压关系密切，限制食盐摄入量是我国长期行动目标。除少用食盐外，也需要控制隐形高盐食品的摄入量。

酒和添加糖不是膳食组成的基本食物，烹饪使用和单独食用时也都应尽量避免。

身体活动和水的图示仍包含在可视化图形中，强调增加身体活动和足量饮水的重要性。水是膳食的重要组成部分，是一切生命活动必需的物质，其需要量主要受年龄、身体活动、环境温度等因素的影响。低身体活动水平的成年人每天饮水 1 500～1 700 mL(7～8 杯)。在高温或高身体活动水平的条件下，应适当增加饮水量。来自食物中水分和膳食汤水的水大约占 1/2，推荐一天中饮水和整体膳食(包括食物中的水、汤、粥、奶等)水摄入共计 2 700～3 000 mL。

身体活动是能量平衡和保持身体健康的重要手段。运动或身体活动能有效地消耗能量，保持精神和机体代谢的活跃性。鼓励养成天天运动的习惯，坚持每天多做一些消耗能量的活动。推荐成年人每天进行至少相当于快步走 6 000 步以上的身体活动，每周最好进行 150 min 中等强度的运动，如骑车、跑步、庭院或农田的劳动等。一般来说，低身体活动水平的能量消耗通常占总能量消耗的 1/3 左右，而高身体活动水平者可高达 1/2。加强和保持能量平衡，需要通过不断摸索，关注体重变化，找到食物摄入量和运动消耗量之间的平衡点。

中国居民膳食宝塔介绍

👤 **思考小常识**

膳食平衡宝塔要求的饮食健康的原则就是膳食要平衡，其实我国很早之前就已经提到了平衡膳食，2000 多年之前的《黄帝内经》里提到了"五谷为养、五果为助、五畜为益、五菜为充"，这种"审因施食、辨证用膳"的平衡膳食观与当今先进的平衡膳食理念非常一致，说明了古代先人理念先进，我国的传统饮食文化博大精深；我国的饮食文化底蕴深厚。

四、知识要点测试

知识要点测试

中国居民膳食
营养素参考摄入量

任务实施

步骤一：工作准备

记录笔、记录本、《中国居民膳食营养素参考摄入量》。将个人的信息及相关内容填在任务工单中(表 4-1)。

表 4-1 任务工单

任务名称	一般人群营养和食物目标的设计		指导教师	
学号			班级	
组员姓名			组长	
任务要求	要求小组内成员合作完成小组成员中一人一天的营养素和食物目标，最终形成完整的一人一天的营养素目标和食物目标书面表格			
资讯与参考				
决策与计划				
实施步骤与过程记录				
检查与评价	自我检查记录			
	结果记录			
文档清单	列出本人完成过程中涉及的所有文档			
	序号	文档名称	完成时间	负责人
	1			
	2			
	3			
	4			
	5			

步骤二：工作程序

1. 了解目标人群的年龄、性别、职业、身高、体重等基本情况

2. 能量和产能营养素供给量的确定

能量和产能营养素
计算流程

💡 链接提示：能量和产能营养素供给量的确定方法在项目一中已经学习过，方法可扫描"能量和产能营养素计算流程"二维码获取。

3. 确定维生素和矿物质的供给量

维生素和矿物质的供给量可以通过查《中国居民膳食营养素参考摄入量》，根据其年龄、性别、体力活动强度等获得。

4. 选择食物

💡 链接提示：

食物选择应遵循以下原则：食物选择要遵循多样化的原则，每天最好吃 20 种以上的食物，包括 2～3 个品种的粮食，6 种以上的蔬菜，其中深色蔬菜、叶菜类要占 50％，1～2 个品种的水果，每周 50 g 以上的菌藻类食物和 200 g 以上的硬果类食物，2 种大豆及其制品，2 种植物油，一般午餐和晚餐选用的食物应有 6～8 个品种。

5. 确定一日营养素和食物目标

根据以上程序将目标人群的一日营养素和食物目标确定下来。

（1）营养素目标（表 4-2）。

表 4-2　营养素目标确定表

能量/kcal	蛋白质/[g·(100 g)$^{-1}$]	脂肪/[g·(100 g)$^{-1}$]	碳水化合物/[g·(100 g)$^{-1}$]	维生素 A/[μg·(100 g)$^{-1}$]	维生素 B$_2$/[mg·(100 g)$^{-1}$]	钙/[mg·(100 g)$^{-1}$]	铁/[mg·(100 g)$^{-1}$]	锌/[mg·(100 g)$^{-1}$]

（2）食物目标（表4-3）。

表4-3 食物种类目标确定表

餐次	主食	副食
早餐		
午餐		
晚餐		

步骤三：检查

根据一般人群营养和食物目标确定的方法和步骤对工作过程和结果进行检查。

小贴士

按以上流程完成一般人群的营养与食物目标的方案设计，小组内做好分工，对计算结果进行核算，保证数据准确无误。

步骤四：评估

小组内成员根据各自的任务实施过程和结果完成情况互相打分，评价结果呈现形式见表4-4，教师评价结果呈现形式见表4-5。

表4-4 组内互评表

任务名称	一般人群营养和食物目标的设计	验收结论	
验收负责人		验收时间	
验收对象			
任务要求	要求小组内成员合作完成小组成员中一人一天的营养素和食物目标，最终形成完整的一人一天的营养素目标和食物目标书面报告		
实施方案确认			

文档清单	接收本任务完成过程中涉及的所有文档			
	序号	文档名称	接收时间	接收人
	1			
	2			
	3			
	4			
	5			
验收评分	配分表			
	考核项目		配分	得分
	素质考评	工作纪律	20	
		团队合作	20	
	实操考评	能量供给量的确定	20	
		产能营养素的确定	20	
		一日营养素和食物目标确定	20	
效果评价				

表 4-5　教师评价表

任务名称	一般人群营养和食物目标的设计		验收结论	
验收教师			验收时间	
验收对象				
任务要求	要求小组内成员合作完成小组成员中一人一天的营养素和食物目标，最终形成完整的一人一天的营养素目标和食物目标书面表格			
实施方案确认				
文档清单	接收本任务完成过程中涉及的所有文档			
	序号	文档名称	接收时间	接收人
	1			
	2			
	3			
	4			
	5			
验收评分	配分表			
	考核项目		配分	得分
	素质考评	工作纪律	10	
		团队合作	10	
	实操考评	能量供给量的确定	20	
		产能营养素的确定	20	
		一日营养素和食物目标确定	20	
	知识考评	课上测试	20	
效果评价				

任务二　一般人群食谱编制

任务描述

请根据项目四任务一中所选定的配餐对象及所确定的营养和食物目标，继续为其编制一日营养食谱。要求小组内成员合作完成一天食谱编制，最终形成完整的一天食谱。对于该任务完成情况，主要依据组内互评(素质考评、实操考评)和教师评价(素质考评、实操考评、知识考评)两个方面进行评价。

任务引导

引导问题 1：营养配餐的原则是什么？
引导问题 2：营养配餐的方法有哪些？
引导问题 3：营养配餐的方法中计算法的优缺点是什么？

知识要点

一、营养配餐的理论依据

营养配餐与人们的日常饮食密切相关，要做到营养配餐科学合理，要以一系列营养理论为依据。

1. 中国居民膳食营养素参考摄入量(DRIs)

《中国居民膳食营养素参考摄入量(DRIs)》是每日平均膳食营养素摄入量的一组参考值，包括平均需要量(EAR)、推荐摄入量(RNI)、适宜摄入量(AI)和可耐受最高摄入量(UL)，详细信息扫描"DRIs 定义"二维码了解。制定 DRIs 的目的是更好地指导人们膳食实践，评价人群的营养状况并为国家食物发展供应计划提供依据。DRIs 是营养配餐中营养素和能量需要量的确定依据。DRIs 中的 RNI 是个体营养素需要量的一个参考值，是健康个体合理膳食摄入营养素的目标。编制营养食谱时，首先需要以各营养素的推荐摄入量(RNI)为依据确定需要量，一般以能量需要量为基础。

2. 中国居民膳食指南和平衡膳食宝塔

膳食指南本身就是合理膳食的基本规范，为了便于宣传普及，它将营养理论转化为一个通俗易懂、简明扼要、具有可操作性的指南，其目的就是合理营养、平衡膳食、促进健康。因此，膳食指南的原则就是食谱设计的原则，营养食谱的制定需要根据膳食指南考虑食物种类、数量的合理搭配。平衡膳食宝塔则是膳食指南量化和形象化的表达，是人们

DRIs 定义

在日常生活中贯彻膳食指南的工具。宝塔建议的各类食物的数量既以人群的膳食实践为基础，又兼顾食物生产和供给的发展，具有实际指导意义。同时，平衡膳食宝塔还提出了实际应用时的具体建议，如同类食物互换的方法，对制定营养食谱具有实际指导作用。根据平衡膳食宝塔，我们可以很方便地制定出营养合理、搭配适宜的食谱。

3. 食物成分表

食物成分表是营养配餐工作必不可少的工具。要开展好营养配餐工作，必须了解和掌握食物的营养成分，在项目二中已经详细介绍。

4. 营养平衡理论

膳食中三种宏量营养素需要保持一定的比例平衡。膳食中三种宏量营养素(蛋白质、脂类和碳水化合物)不仅各具特殊的生理功能，而且这三种营养素也提供能量。均衡膳食首先要满足人体对热量的需要，三大产热营养素在总热量中的百分比应当是蛋白质 $10\%\sim15\%$、脂类 $20\%\sim30\%$、碳水化合物 $55\%\sim65\%$。

膳食中优质蛋白与一般蛋白保持适宜的比例。在营养配餐时应注意动物性蛋白质、一般植物性蛋白质和大豆蛋白质的合理搭配。平衡膳食中优质蛋白质(动物蛋白和大豆蛋白)的数量应占蛋白质总供给量的 1/3 以上，其中大豆蛋白的数量应占优质蛋白总量的 1/3 及以上。这样才能保证食物蛋白质中必需氨基酸的含量满足人体的需要量。

二、营养食谱的编制原则

1. 保证营养平衡

按照《中国居民膳食指南》的要求，满足人体能量和营养素需求的合理膳食要求食物品种要多样，数量要充足，既能满足就餐者需要，又要防止过量。对一些特殊人群，如生长期的儿童和青少年、孕妇和乳母，还要注意易缺乏的营养素(如钙、铁、锌等)的供给。均衡膳食除要保证三种宏量营养素摄取的平衡外，还要均衡各种维生素和矿物质的摄取量，这部分营养素虽然不参与能量的计算，但在制定出食谱后，还需要参考各营养素的推荐值。评价制定的食谱是否合理，如果评价后的结果与参考值比较相差不超过 10%，说明食谱制定合理，否则需要加以调整。

2. 各种营养素之间的比例要适宜

在营养膳食中要合理分配能量来源及其在各餐中的比例。要保证蛋白质中优质蛋白质占适宜的比例；要以植物油作为油脂的主要来源；同时，还要保证碳水化合物的摄入量和各矿物质之间的适当配比。

3. 食物的搭配要合理

在营养配餐中要注意酸性食物与碱性食物的搭配，以及主食与副食、杂粮与精粮、荤与素等食物的平衡搭配。我们日常摄取的食物大致可分为酸性食物和碱性食物。一些食物中含有较多的非金属元素，如磷、硫、氯等，在人体内氧化后，生成带有阴离子的酸根，此类食物就属于酸性食物。如猪肉、牛肉、鸡肉、鸭、蛋类、鲤、虾及面粉、大米、花生、大麦、啤酒等。有些食物金属元素(钠、钙、镁等)含量较高，在人体内其氧化物呈碱性，这种食物统称碱性食物，如大豆、豆腐、菠菜、竹笋、萝卜、土豆、藕、洋葱、海带、西瓜、香蕉、梨、苹果、牛奶等。从营养学的角度来看，酸性食物和碱性食物的合理搭配是身体健康的保障。另外，主食与副食、杂粮与精粮、荤与素等的搭配应符合中国居民膳食指南和中国居民平衡膳食宝塔的要求。同时，食物搭配时还要考虑食物的禁忌。

4. 膳食制度要合理

膳食制度是指把全天的食物定时、定质、定量地分配给食用者的一种制度。在人的一天生活中，工作、学习、劳动和休息的安排是不一致的，而不同的时间人体所需的热能和各种营养素也不完全相同。因此，针对食用者的生活、学习、工作等情况，规定适合食用者生理需要的膳食制度是非常重要的。建立合理的膳食制度，能充分发挥食物对人体的有益作用，提高工作学习效率，有益人体健康。合理膳食制度主要包括餐次和食物的分配，一日进餐几次，各餐的质与量应该如何分配等几个方面。具体原则如下。

（1）使所摄取的营养素能被身体充分吸收和利用。

（2）使食用者在吃饭前不发生剧烈的饥饿感，而在吃饭时又有正常的食欲。

（3）满足食用者生理和劳动的需要，保证健康的生活和工作。

（4）尽量适应食用者的工作制度，以利于学习和工作。

根据以上原则，成人一般为一日三餐制，儿童一般实行"三餐两点"制之外加餐。两餐之间的间隔时间一般以 4～6 h 为宜。另外，配餐时应合理分配三餐的热能。早餐热量应占总热量的 30%～35%，早餐作为一天的第一餐，对膳食营养素的摄入、健康状况、工作或学习效率至关重要。不吃早餐或不重视早餐，容易引起能量及其他营养素的不足，降低上午的工作或学习效率。所以，每天都应该吃好早餐，以保证摄入充足的能量和营养素。早餐应以主食为主，并且应该搭配一定量的动物性食物、水果和蔬菜，以保证优质蛋白、维生素和矿物质的充足供应；午餐的热量一般占总热量的 40%，午餐食物应按照"主副食搭配、荤素搭配、粗细搭配、多样搭配"的基本原则，尽可能做到每天有粮有豆、有肉有菜、有蛋有奶，既能补偿饭前的热能消耗，又储备饭后工作之需要；晚餐占总热量的 25%～30%，晚餐一定要偏素，以富含碳水化合物的食物为主，尤其应多摄入一些新鲜蔬菜，尽量减少过多的蛋白质、脂肪类食物的摄入，否则会影响睡眠，并且不利于健康。科学的进餐习惯应该是早餐吃得好、午餐吃得饱、晚餐吃得少（晚餐达到七成饱即可）。

 思考小常识

通过扫描"早中晚餐如何吃"二维码观看短视频，同学们应该会有什么样的认识？能不能科学地控制自己早、中、晚一日三餐，提高自我管理意识，注重平衡膳食？

早中晚餐如何吃？

三、营养食谱的制定方法

完整的营养食谱应涵盖一日三餐主食、副食的名称，实物原料的种类、数量。

目前营养食谱的制定通常有计算法、食物交换份法及计算机软件法三种。具体如下。

（1）计算法是食谱编制最早采用的一种方法，也是其他两种食谱编制方法的基础。它主要是根据就餐者的营养素需要情况，根据膳食组成，计算蛋白质、脂类和碳水化合物的摄入量，参考每日维生素、矿物质摄入量，查阅食物成分表，选定食物种类和数量的方法。

（2）食物交换份法是根据不同能量需要，按蛋白质、脂类和碳水化合物的比例，计算出各类食物的交换份数，并按每份食物等值交换选择，再将这些食物分配到一日三餐中，即得到营养食谱。

（3）计算机软件法是使用一系列营养软件，利用食物成分数据库进行膳食营养素含量的计算、膳食营养结构分析、食谱编制等。现在大多数营养工作部门已越来越普及使用这种方法。

四、知识要点测试

知识要点测试

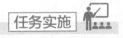

步骤一：工作准备

准备计算器、《中国居民膳食营养素参考摄入量》、食物成分表。将个人的信息及相关内容填在任务工单中（表4-6）。

中国居民膳食
营养素参考摄入量

食物成分表

表4-6　任务工单

任务名称	一般人群食谱编制		指导教师		
学号			班级		
组员姓名			组长		
任务要求	要求小组内成员合作完成小组成员中一人一天的食谱编制，最终形成完整的一天的食谱				
资讯与参考					
决策与计划					
实施步骤与过程记录					
检查与评价	自我检查记录				
	结果记录				
文档清单	列出本人完成过程中涉及的所有文档				
	序号	文档名称		完成时间	负责人
	1				
	2				
	3				
	4				
	5				

小贴士

同学们在查阅《中国居民膳食营养素参考摄入量》、食物成分表时一定要认真仔细，要在短时间内查到相关数据。

步骤二：工作程序

1. 确定对象的营养素供给量和配备食物

链接提示：方法详见项目四任务一"一般人群营养和食物目标设计"。营养素包括能量、宏量营养素、维生素和矿物质的供给量；食物包括主食、副食、食用油。

2. 宏量营养素每餐目标的确定

链接提示：知道了 3 种能量营养素全日需要量后，就可以根据三餐的能量分配比例计算出三大能量营养素的每餐需要量。一般三餐能量的适宜分配比例为：早餐占 30％，午餐占 40％，晚餐占 30％。例如，一天计算产能营养素蛋白质 101 g、脂肪 75 g、碳水化合物 405 g，按照 30％、40％、30％的需要摄入的 3 种能量营养素数量如下。

早餐：蛋白质 101 g×30％＝30 g

脂肪 75 g×30％＝23 g

　　　　　　碳水化合物 405 g×30％＝122 g

　　午餐：蛋白质 101 g×40％＝43 g

　　　　　　脂肪 75 g×40％＝30 g

　　　　　　碳水化合物 405 g×40％＝162 g

　　晚餐：蛋白质 101 g×30％＝30 g

　　　　　　脂肪 75 g×30％＝23 g

　　　　　　碳水化合物 405 g×30％＝122 g

3. 主食品种、数量的确定

　　链接提示：根据糖类摄入目标值确定主食，粮谷类是碳水化合物的主要来源，因此主食的品种、数量主要根据各类主食原料中碳水化合物的含量确定。主食的品种主要根据用餐者的饮食习惯来确定。北方习惯以面食为主，南方以大米居多。根据上一步的计算，早餐中应含有碳水化合物 122 g，若以小米粥和馒头（富强粉）为主食，并分别提供20％和80％的碳水化合物。查食物成分表得知，每 100 g 小米粥含碳水化合物 8.4 g，每 100 g 馒头含碳水化合物 44.2 g，则

　　　　　　所需小米粥质量＝122 g×20％÷(8.4/100)＝290 g

　　　　　　所需馒头质量＝122 g×80÷(44.2/100)＝220 g

4. 副食品种、数量的确定

　　链接提示：根据蛋白质摄入目标值确定副食，首先确定主食的品种和数量，副食品种和数量的确定应在已确定主食用量的基础上，依据副食应提供的蛋白质质量确定。

计算步骤如下：

(1)计算主食中含有的蛋白质质量。

(2)用应摄入的蛋白质质量减去主食中蛋白质质量，即副食应提供的蛋白质质量。

(3)设定副食中蛋白质的2/3由动物性食物供给，1/3由豆制品供给，据此可求出各自的蛋白质供给量。

(4)查表并计算各类动物性食物及豆制品的供给量。

(5)根据膳食宝塔中蔬菜、水果的要求设计蔬菜的品种和数量。

(6)确定食用油的量。仍以上一步的计算结果为例，已知该用餐者早餐应含蛋白质30 g，由食物成分表得知，100 g馒头含蛋白质6.2 g，100 g小米粥含蛋白质0.3 g，则

$$主食中蛋白质含量=220\ g\times(6.2/100)+290\ g\times(0.3/100)=14.5\ g$$

$$副食中蛋白质含量=30\ g-14.5\ g=15.5\ g$$

设定副食中蛋白质的2/3应由动物性食物供给，1/3应由豆制品供给，因此

$$动物性食物应含蛋白质质量=15.5\ g\times66.7\%=10.3\ g$$

$$豆制品应含蛋白质质量=15.5\ g\times33.3\%=5.2\ g$$

若选择的动物性食物和豆制品分别为瘦牛肉和豆浆，由食物成分表可知，每100 g瘦牛肉中蛋白质含量为20.2 g，每100 g豆浆的蛋白质含量为1.8 g，则

$$瘦牛肉质量=10.3\ g\div(20.2/100)=51\ g$$

$$豆浆质量=3.2\ g\div(1.8/100)=177.8\ g$$

确定了动物性食物和豆制品的质量，就可以保证蛋白质的摄入，尤其是优质蛋白的摄入。选择蔬菜的品种和数量，蔬菜的品种可根据不同季节市场的蔬菜供应情况，以及考虑与动物性食物和豆制品配菜的需要来确定。蔬菜的数量依据中国居民平衡膳食宝塔要求确定。

油脂的摄入应以植物油为主，有一定量动物脂肪摄入。动物脂肪的摄入主要来源于肉中所含的脂肪，因此以植物油作为纯能量食物的来源。由食物成分表可知，每日摄入各类食物提供的脂肪含量，将全天需要的脂肪总含量减去主、副食提供的脂肪量即每日植物油供应量。

5. 初级食谱的确定(表4-7)

表4-7　一日食谱

餐次	食物名称	原料/用量
早餐		
午餐		
晚餐		

步骤三：检查

根据一般人群营养食谱的方法和步骤对工作过程与结果进行检查。

小贴士

按以上流程完成一般人群营养食谱的编制，小组内做好分工，对计算结果进行核算，保证数据准确无误。

步骤四：评估

小组内成员根据各自的任务实施过程和结果完成情况互相打分，评价结果呈现形式见表4-8，教师评价结果呈现形式见表4-9。

表4-8　组内互评表

任务名称	一般人群食谱编制		验收结论		
验收负责人			验收时间		
验收对象					
任务要求	要求小组内成员合作完成小组成员中一人一天的食谱编制，最终形成完整的一人一天的食谱				
实施方案确认					
文档清单	接收本任务完成过程中涉及的所有文档				
	序号	文档名称		接收时间	接收人
	1				
	2				
	3				
	4				
	5				
验收评分	配分表				
	考核项目			配分	得分
	素质考评	工作纪律		20	
		团队合作		20	
	实操考评	能量供给量的确定		20	
		产能营养素的确定		20	
		一日营养素和食物目标确定		20	
效果评价					

表 4-9 教师评价表

任务名称	一般人群食谱编制		验收结论		
验收教师			验收时间		
验收对象					
任务要求	要求小组内成员合作完成小组成员中一人一天的食谱编制，最终形成完整的一人一天的食谱				
实施方案确认					
文档清单	接收本任务完成过程中涉及的所有文档				
	序号	文档名称		接收时间	接收人
	1				
	2				
	3				
	4				
	5				
验收评分	配分表				
	考核项目			配分	得分
	素质考评	工作纪律		10	
		团队合作		10	
	实操考评	主食种类和数量的确定		20	
		副食种类和数量的确定		20	
		一日食谱的确定		20	
	知识考评	课上测试		20	
效果评价					

项目学习成果评价

依照本项目各个任务完成情况，将自我评价和本项目中各个任务的组内互评、教师评价成绩呈现在表 4-10 中，得到综合成绩。

表 4-10 项目学习成果评价表

考评任务	自我评价	组内互评	教师评价	备注
任务一				
任务二				
项目平均值				
综合评价				

项 目 拓 展

依照以上学生本人设计的食谱，根据膳食指南和膳食宝塔相关内容，结合自身实际饮食习惯，找出平时饮食的不足，并提出如何改进。

项目五　特定人群食谱设计

项目导读

特定人群是指孕妇、乳母、婴幼儿、儿童、老年人等群体。根据这些人群的生理特点和营养需求，以一般人群食谱设计为基础，有针对性地进行补充和食谱设计，以期能更好地指导孕妇乳母的营养，婴幼儿科学喂养和辅食添加，儿童生长发育快速增长时期的合理饮食，以及适应老年人生理和身体变化的膳食安排。本项目主要包括三个任务：任务一为孕妇、乳母食谱设计；任务二为婴幼儿、儿童食谱设计；任务三为老年人食谱设计。

学习目标

1. 知识目标

(1)掌握特定人群营养需求。

(2)掌握特定人群膳食指南相关知识。

(3)掌握特定人群食谱编制方法：食物交换份法。

(4)掌握食谱的评价和调整的流程。

2. 能力目标

(1)能够为特定人群进行膳食指导。

(2)能够为特定人群设计食物和营养素目标。

(3)能够为特定人群制定合理的营养食谱。

3. 素质目标

(1)树立正确的人生观、世界观。

(2)养成尊老爱幼的优良传统美德。

(3)提升信息素养，具备精益求精的工匠精神。

(4)具有较强的集体意识和团队合作精神，以及工作严谨的职业操守。

任务一 孕妇、乳母食谱设计

任务描述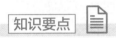

请为一名 24 岁，体重增长正常，怀孕 27 周的孕妇设计一天的食谱，要求采用计算法完成食谱编制，小组成员合作讨论，并独立完成食谱编制，并对食谱进行评价和调整，形成完整的食谱设计书面材料。对于该任务完成情况，主要依据组内互评（素质考评、实操考评）和教师评价（素质考评、实操考评、知识考评）两个方面进行评价。

任务引导

引导问题 1：孕妇、乳母的生理特点是什么？
引导问题 2：孕妇、乳母的膳食指南补充推荐是什么？
引导问题 3：食谱的评价与调整流程是什么？

知识要点

一、孕妇的生理特点和营养需求

1. 孕妇的生理特点

孕期妇女的生理变化很大，主要表现为蛋白质合成代谢加强，身体水分增加，肾脏排泄负担加重，胃肠功能也发生变化。胎儿生长发育的速度不同，因此孕妇在不同时期的营养需要也不同。

(1)孕早期：在妇女怀孕的前 3 个月，胎儿能量需求较少，母体体重增长缓慢，能量需要与孕前差异不大。但此时需要供应较为充足的 B 族维生素，特别是要注意补充叶酸，预防胎儿出现神经管畸形(图 5-1)。此时孕妇食欲下降，消化能力降低，常见呕吐等妊娠反应。应保证富含碳水化合物的主食和水果等食物，以减轻妊娠反应，避免体内蛋白质分解，并维持身体的抵抗力。

(2)孕中期：孕中期为怀孕第 4～6 个月，此时胎儿和母体器官生长加速，母体食欲恢复，应开始增加膳食能量，其他营养素的需求也随之增大。应保证充足的鱼、禽、蛋、瘦肉、豆制品和奶类的供给，以摄取充足的优质蛋白、钙和铁。

(3)孕后期：妊娠第 7～9 个月时胎儿脑细胞分裂加速，长链多不饱和脂肪酸的需要量迅速增加。孕 28 周时，胎儿的骨骼开始钙化，对钙的需要量增加。此时也是胎儿储藏皮下脂肪和肝脏中储存铁的主要时期。由于胎儿压迫胃容量减小，肠道蠕动减慢，也影响消化吸收能力和肠道排泄效率。

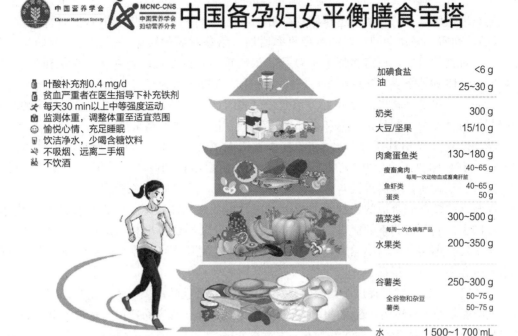

图 5-1 中国备孕妇女平衡膳食宝塔

此时如果孕妇营养供应不足，将会延缓胎儿的生长发育，并增大早产儿、低体重儿出生的风险。因此，此时需要注意补充不饱和脂肪酸、蛋白质、钙、铁和各种维生素。

不限制进食的健康初孕妇女妊娠全程体重增长平均为 12.5 kg。然而，如果孕妇营养过剩，也会增加母体肥胖、分娩巨大儿、妊娠糖尿病、妊娠高血压等危险。必要时，孕妇应按照体重增长的情况调整膳食能量。

2. 孕妇的营养需求

（1）能量：合理摄取能量是成功妊娠的基础。与非孕期相比，孕妇的能量消耗还包括母体生殖器官及胎儿的生长发育，以及母体产后泌乳的脂肪储备。《中国居民膳食营养素参考摄入量》推荐孕中后期能量在非孕期的基础上增加 300 kcal。每日保证适宜能量摄入的最佳途径：尽量选择摄入营养素密度高的食物，而最为简单的方法是密切监测和控制孕期每周体重的增长。

（2）蛋白质：妊娠期间，胎儿、胎盘、羊水、血容量增加及母体子宫乳房等组织的生长发育约需 925 g 蛋白质，其中胎儿体内约 440 g，胎盘 100 g。由于胎儿早期肝脏尚未发育成熟，缺乏合成氨基酸的酶，所有氨基酸均是胎儿的必需氨基酸，都需要由母体提供，建议孕早、中、晚期，推荐膳食蛋白质每天应摄入优质蛋白 9 g（相当于牛奶 300 mL 或鸡蛋 2 个或瘦肉 50 g）。

（3）脂肪：孕期需 3～4 kg 的脂肪，以备产后泌乳，另外，膳食脂肪中的磷脂及长链多不饱和脂肪酸，对人类生命早期脑神经系统和视网膜等的发育具有重要的作用，孕期对脂肪及多种脂肪酸有特殊的需要。孕 20 周开始，胎儿脑细胞分裂加速作为脑细胞结构和功能成分的磷脂增加脑细胞分裂加速的前提，而长链多不饱和脂肪酸如花生四烯酸

（ARA）、二十二碳六烯酸(DHA)为脑磷脂合成所必需的。相当数量的 ARA 和 DHA 是在胎儿期和出生后数月的时间里迅速积累在胎儿和婴儿脑中，而这些必须由母体提供。

（4）矿物质：妊娠期妇女，钙的吸收率增加，胎盘对钙的转运是逆浓度主动转运，以保证胎儿对钙的需要，还需要维生素 D 及其依赖钙结合的蛋白的作用。孕期钙供给不足，还可影响母体的骨密度，建议孕中后期妇女钙的适宜摄入量为每日 1 000 mg，后期为每日 1 200 mg，可耐受最高摄入量为 2 000 mg，过多的钙可能导致孕妇便秘。最好的来源是奶和奶制品与豆类及其制品，芝麻和小虾皮等海产品也是不错的钙来源。

孕期铁的需要估计为 1 000 mg，其中胎儿体内约为 300 mg，红细胞增加约需要 450 mg，其余储留在胎盘中。孕 30～34 周，铁的需要量达到高峰，即每天需要 7 mg 铁。动物肝脏、动物血、瘦肉等铁含量丰富且吸收率较高，是铁的良好来源。

碘缺乏可使孕妇合成的甲状腺素减少，导致甲状腺功能减退，降低母体的新陈代谢，并因此减少对胎儿营养素的提供。孕妇的碘缺乏还可以导致胎儿甲状腺功能减退，从而引起以生长发育迟缓。孕早期碘缺乏引起的甲状腺功能减退导致的神经损害更为严重，孕期妇女碘推荐摄入量为每日 200 μg。

母体摄入充足的锌可促进胎儿的生长发育和预防先天性畸形。母体与胎儿之间的锌的转运是逆浓度差的主动转运。建议孕中后期每日摄入 35 mg。有专家建议对素食人群，高纤维素膳食人群，大量吸烟者，多次妊娠者，大量摄入钙剂、铁剂者，应额外每日补充锌 15 mg。

（5）维生素：孕妇维生素 A 营养状况低下，与贫困人群中的早产儿，胎儿宫内发育迟缓及婴儿的低出生体重有关，孕前每周补充维生素 A 可降低母亲的死亡率。建议孕中晚期维生素 A 的推荐摄入量为每日 90 μg。维生素 A 来源主要是动物肝脏、牛奶、蛋黄，类胡萝卜素来源主要是深绿色、黄红色蔬菜和水果。

孕期维生素 D 缺乏可导致母体和出生的子女钙代谢紊乱，包括新生儿低钙血症、手足抽搐、婴儿牙釉质发育不良及母体骨质软化症。维生素 D 主要靠紫外光下皮内合成，含有的食物很少，维生素 D 的补充十分重要。建议孕期维生素 D 的推荐摄入量为每日 10 μg。

由于维生素 E 对细胞膜，尤其是红细胞膜上的长链脂肪酸具有稳定性的保护作用，孕期维生素 E 的补充可能对预防新生儿溶血有益。建议孕期维生素 E 的适宜摄入量为每日 14 mg，但维生素 E 广泛存在于各种食物，如豆类和果仁中。

孕期缺乏或临床缺乏维生素 B_1，可致新生儿维生素 B_1 缺乏，也影响胃肠道功能，这在孕早期特别重要，是因为孕早期反应使食物摄入量减少，极易引起维生素 B_1 缺乏，并因此导致胃肠功能下降，进一步加重孕早期反应，引起营养不良。孕期维生素 B_2 缺乏可使胎儿生长发育迟缓。肝脏、蛋黄、奶类是维生素 B_2 的主要来源。

叶酸摄入不足对妊娠的影响包括出生体重、胎盘早剥和神经管畸形。神经管形成开始于胚胎发育的早期(受精卵植入子宫的第 15 天)，因此叶酸的补充需先从计划怀孕或可能怀孕前开始，建议孕期叶酸的推荐摄入量每日 600 μg。

二、孕妇膳食指南

妊娠期是生命早期 1 000 天机遇窗口的起始阶段，营养作为最重要的环境因素，对母子双方的近期和远期健康都将产生至关重要的影响。孕期胎儿的生长发育、母体乳腺和子宫等生殖器官的发育，以及为分娩后乳汁分泌进行必要的营养储备，都需要额外的营养

（图 5-2）。因此，妊娠各期妇女膳食应在非孕期妇女的基础上，根据胎儿生长速率及母体生理和代谢的变化进行适当的调整。孕早期胎儿生长发育速度相对缓慢，所需营养与孕前无太大差别。孕中期胎儿生长发育逐渐加速，母体生殖器官的发育也相应加快，对营养的需要增大，应合理增加食物的摄入量，孕期妇女的膳食仍是由多样化食物组成的营养均衡的膳食，除保证孕期的营养需要外，还潜移默化地影响婴儿对辅食的接受和后续多样化膳食结构的建立。

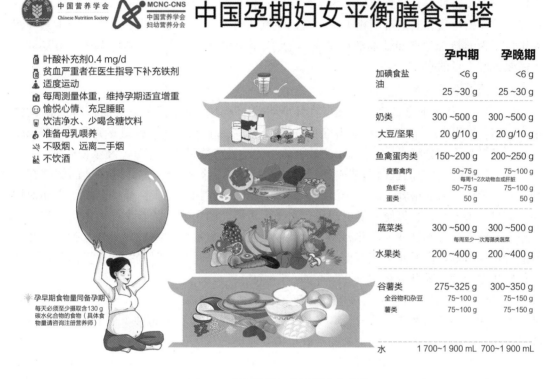

图 5-2　中国孕期妇女平衡膳食宝塔

孕育生命是一个奇妙的历程，要以积极的心态去适应孕期变化，愉快享受这一过程。母乳喂养对孩子和母亲都是最好的选择，在孕期应了解相关的知识，为产后尽早开奶和成功母乳喂养做好各项准备。孕期妇女膳食指南应在一般人群膳食指南的基础上补充 5 条关键推荐：补充叶酸，常吃含铁丰富的食物，选用碘盐；孕吐严重者，可少量多餐，保证摄入含必要量碳水化合物的食物；孕中晚期适量增加奶、鱼、禽、蛋、瘦肉的摄入；适量身体活动，维持孕期适宜增重；禁烟酒，愉快孕育新生命，积极准备母乳喂养。

三、乳母的生理特点和营养需求

1. 乳母的生理特点

乳母即哺乳期的妇女。哺乳期又可分为产褥期和产褥期后的哺乳期。正常分娩情况下，外阴需要十几天的时间、子宫大约需 42 d 方能复原，而子宫内膜的复原需要 56 d 左右。我国一般将产后第一个月作为产褥期，

备孕和孕期妇女
膳食指南图解

俗称坐月子。

哺乳期是女性一生中营养素需求最大的时期。特别是在产褥期，她们一方面要恢复本身的健康；另一方面又要担负泌乳与哺育婴儿的重任，每天需要分泌 600～800 mL 乳汁。产褥期需要弥补失血损失，需要较多的铁，但子宫复原之后，铁的需要量下降，而泌乳使钙和蛋白质的需求量保持在很高水平上。钙供应不足可能导致乳母的骨钙损失。

哺乳期的营养非常重要，因为此时不仅是为母亲安排饮食，也是为婴儿准备食物，如果哺乳期的营养不足，不仅会影响女性自身的健康，还会使乳汁的分泌量减少，乳汁质量降低，进一步影响婴儿健康成长。为了保证婴儿和乳母都能获得足够的营养，母体的营养状况与乳汁的数量和质量密切相关。应特别注意从膳食中补充蛋白质和水溶性维生素等营养素，因为 B 族维生素和维生素 C 供应不足时，乳汁中的含量随之下降。另外，分泌乳汁还需要供应大量的水分。

2. 乳母的营养需求

(1)能量。母乳的合成需要能量，在怀孕期间，母体在正常情况下可储备约 6 kg 的体脂，在哺乳过程中提供三分之一，其余由日常膳食提供。产后一个月泌乳量每日约 500 mL，以后每日母乳平均分泌量为 800 mL。故轻体力劳动乳母能量供给量是 2 300 kcal/d。

(2)蛋白质。乳母的蛋白质营养状况对乳汁分泌能力影响最大。体内多余的氮储存能刺激乳腺分泌，增加泌乳量。由于泌乳，乳母的新陈代谢加快，蛋白质的需要量也相对增加，如果摄入不足，乳母便可能出现负氮平衡。对婴儿的影响：膳食中蛋白质的质和量不理想，可使乳汁分泌量减少，并影响到乳汁中蛋白质的氨基酸的组成，表现为赖氨酸和蛋氨酸含量的降低，使婴儿出现营养不良。建议每日为乳母供给额外的 25 g 蛋白质，也即一位轻体力劳动的乳母应有 70＋25＝95(g)蛋白质。

(3)脂类。必需脂肪酸可促进乳汁分泌、婴儿神经系统发育和脂溶性维生素吸收。对婴儿的作用：脂类与婴儿的脑发育有密切关系，尤其是不饱和脂肪酸，如 DHA 对中枢神经的发育特别重要，脂溶性维生素的吸收也需要脂类。

(4)矿物质。母体膳食钙的摄入量不足，母体将会通过动用骨骼中的钙以维持乳汁中钙水平的稳定。其结果是乳母可因缺钙而患骨质软化症，表现为腰腿酸痛、抽搐等症状。乳汁中钙含量是比较恒定的，每 100 mL 乳汁中钙含量为 30 mg。因此，乳汁分泌越多，钙的需要量越大。乳母钙的推荐摄入量为 1 200 mg/d。

因为铁不能经过乳腺进入乳汁，故母乳中铁含量极少，仅为 0.05 mg/100 mL，为恢复孕期缺铁的状况，应注意铁的补充。乳母膳食铁的适宜摄入量每日为 25 mg，可耐受的最高摄入量每日为 50 mg。由于食物中铁的利用率低，可考虑补充小剂量的铁以纠正和预防缺铁性贫血。

(5)维生素。维生素 A 可以通过乳腺进入乳汁，乳母膳食维生素 A 的摄入量影响乳汁中维生素 A 的含量。乳母维生素 A 的膳食推荐摄入量每日为 1 200 μg，可耐受最高摄入量每日为 3 000 μg。母乳中维生素 D 的含量很低。乳母膳食维生素 D 的推荐摄入量每日为 10 μg，可耐受最高摄入量每日为 50 μg。B 族维生素：母乳中维生素 B_1 含量平均为 0.02 mg/100 mL。维生素 B_2 的含量平均为 0.03 mg/100 mL。膳食中维生素 B_1 被转运到乳汁的效率为 50%，维生素 B_1 能够改善乳母食欲和促进乳汁分泌。乳母膳食维生素 B_1 的参考摄入量为每日 1.8 mg；乳母膳食维生素 B_2 的参考摄入量为每日 1.7 mg。富含维生素

B_1 的食物有瘦猪肉、粗粮和豆类等；富含维生素 B_2 的食物有肝、奶、蛋及蘑菇、紫菜等。

四、乳母膳食指南

哺乳期的膳食原则：品种多样，蛋白质充足，富含钙、铁，果蔬搭配合理，海产品摄入充足，注意烹调方法(图 5-3)。

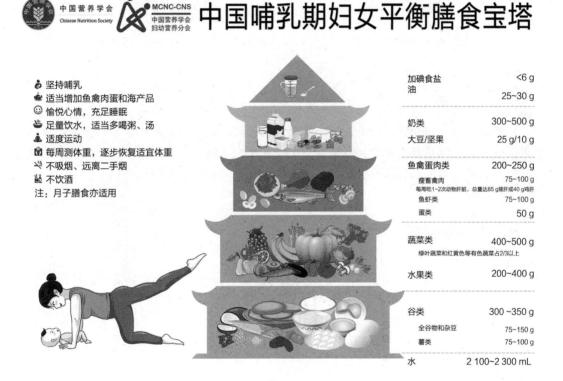

图 5-3　中国哺乳期妇女平衡膳食宝塔

1. 产褥期膳食

(1)产褥期(坐月子)：易消化、流质、半流质食物过渡到普通食物。富含优质蛋白，多汤汁，适量补充维生素和铁剂，注意膳食纤维的摄入，如红糖水、藕粉、蛋羹、蛋花汤等。

(2)产褥期后：多食用动物性食品、水果、蔬菜，适量粗杂粮，注意钙和维生素 D 的补充及汤类的摄入。

2. 哺乳期膳食

食物种类齐全多样化，保证各种营养物质、维生素、矿物质及热量的供给，同时又要防止营养过度，以免引起产后体重过度增加、肥胖等情况的发生。一日以 4～5 餐为宜，应该粗细粮搭配，并适当搭配些杂粮、燕麦、小米、赤小豆、绿豆等，每日 300～500 g。保证充足的蛋白质，多食含钙丰富的食品。乳制品每日至少 250 g，小鱼、小虾米(皮)含钙量丰富，可连骨带壳食用。多食含铁丰富的食品，摄入足够的新鲜蔬菜和水果、海产品。每天保证供应 500 g 以上，尤其是绿叶蔬菜。哺乳期妇女膳食指南应在一般人群膳食指南的基础上补充 5 条关键推荐：增加富含优质蛋白及维生素 A 的动物性食物和海产品，选用碘盐；产褥期食物多样不过量，重视整个哺乳期营养；愉悦心情，充足睡眠，促进乳汁分泌；坚持哺乳，适度运动，逐步恢复适宜体重；忌烟酒，避免浓茶和咖啡。

哺乳期妇女膳食指南图解　　　　　返璞归真　不忘初心——母乳喂养

💬 思考小常识

　　通过哺乳期妇女膳食指南图解和母乳喂养视频，我们可以看到母乳的优势，提倡母乳喂养，关注婴幼儿健康。应该尊重生命规律，不能自私自利，要用正确的人生观来面对世界。同学们在以后也会孕育下一代，能否做到这一点？

五、知识要点测试

知识要点测试

任务实施

步骤一：工作准备

准备计算器、《中国居民膳食营养素参考摄入量》、食物成分表。

将个人的信息及相关内容填在任务工单中（表 5-1）。

中国居民膳食　　食物成分表
营养素参考摄入量

表 5-1　任务工单

任务名称	孕妇、乳母食谱设计	指导教师	
学号		班级	
组员姓名		组长	
任务要求	请为一名 24 岁、体重增长正常、怀孕 27 周的孕妇设计一天的食谱，要求采用计算法完成食谱编制，小组成员合作讨论，并独立完成食谱编制，并对食谱进行评价和调整，形成完整的食谱设计书面材料		

续表

资讯与参考				
决策与计划				
实施步骤与过程记录				
检查与评价	自我检查记录			
	结果记录			
文档清单	列出本人完成过程中涉及的所有文档			
	序号	文档名称	完成时间	负责人
	1			
	2			
	3			
	4			
	5			

步骤二：工作程序

1. 了解目标人群的年龄、性别、职业、身高、体重等基本情况

2. 能量供给量的确定

💡 **链接提示：** 方法详见项目四任务一"一般人群营养和食物目标设计"的工作程序。

3. 宏量营养素每餐目标的确定

链接提示：方法详见项目四任务二"一般人群食谱编制"的工作程序。

4. 主食品种、数量的确定

链接提示：方法详见项目四任务二"一般人群食谱编制"的工作程序。

5. 副食品种、数量的确定

链接提示：方法详见项目四任务二"一般人群食谱编制"的工作程序。

6. 初级食谱的确定(表5-2)

表5-2 一日食谱

餐次	食物名称	原料/用量
早餐		
午餐		
晚餐		

7. 食谱的评价与调整

🔆 链接提示:根据以上步骤设计营养食谱后,还应该对食谱进行评价,确定编制的食谱是否科学合理。应参照食物成分表,初步核算该食谱提供的能量和各种营养素的含量,与《中国居民膳食营养素参考摄入量》进行比较,相差在10%上下,可认为合乎要求,否则要增减或更换食品的种类或数量。值得注意的是,制定食谱时,不必严格要求每份营养餐食谱的能量和各类营养素均与《中国居民膳食营养素参考摄入量》保持一致。一般情况下,每天的能量、蛋白质、脂类和碳水化合物的量差别不大,其他营养素以一周为单位进行计算、评价即可。

根据食谱的制定原则,食谱的评价应该包括以下几个方面:

(1)食谱中所含五大类食物是否齐全,是否做到了食物种类多样化。

（2）各类食物的量是否充足。

（3）全天能量和营养素摄入是否适宜。

（4）三餐能量摄入分配是否合理，早餐是否保证了能量和蛋白质的供应。

（5）优质蛋白占总蛋白质的比例是否恰当。

（6）三种产能营养素的供能比例是否适宜。

评价食谱是否科学、合理的过程如下：

（1）首先按类别将食物归类排序，并列出每种食物的数量。

（2）从食物成分表中每 100 g 食物所含营养素的量，计算出每种食物所含营养素的量。计算公式如下：

食物中某营养素含量＝食物量(g)×可食部分比例÷100 g 食物中营养素含量÷100

（3）将所用食物中的各种营养素分别累计相加，计算出一日食谱中三种产能营养素及其他营养素的量。

（4）将计算结果与《中国居民膳食营养素参考摄入量》中同年龄同性别人群的水平比较，进行评价。

（5）根据蛋白质、脂类、碳水化合物的能量折算系数，分别计算出蛋白质、脂类、碳水化合物三种营养素提供的能量及占总能量的比例。

（6）计算出动物性及豆类蛋白质占总蛋白质的比例。

（7）计算三餐提供能量的比例。

小贴士

第一次进行食谱评价和调整时，要充分考虑各方面因素，数据要精确计算，结果可以合理调整。

8. 最终食谱的确定(表 5-3)

表 5-3　最终一日食谱

餐次	食物名称	原料/用量
早餐		
午餐		
晚餐		

小贴士

按以上流程完成孕妇的食谱编制，小组内做好分工，对计算结果进行核算，保证数据准确无误。

步骤三：检查

根据孕妇营养食谱设计的方法和步骤对工作过程与结果进行检查。

步骤四：评估

小组内成员根据各自的任务实施过程和结果完成情况互相打分，评价结果呈现形式见表 5-4，教师评价结果呈现形式见表 5-5。

表 5-4 组内互评表

任务名称		孕妇、乳母食谱设计		验收结论	
验收负责人				验收时间	
验收对象					
任务要求		请为一名 24 岁、体重增长正常、怀孕 27 周的孕妇设计一天的食谱，要求采用计算法完成食谱编制，小组成员合作讨论，并独立完成食谱编制，并对食谱进行评价和调整，形成完整的食谱设计书面材料			
实施方案确认					
文档清单	接收本任务完成过程中涉及的所有文档				
	序号	文档名称		接收时间	接收人
	1				
	2				
	3				
	4				
	5				
验收评分	配分表				
	考核项目			配分	得分
	素质考评	工作纪律		20	
		团队合作		20	
	实操考评	孕妇食谱的初步确定		20	
		食谱的评价与调整		20	
		孕妇食谱的最终确定		20	
效果评价					

表 5-5　教师评价表

任务名称	孕妇、乳母食谱设计		验收结论	
验收教师			验收时间	
验收对象				
任务要求	请为一名 24 岁、体重增长正常、怀孕 27 周的孕妇设计一天的食谱，要求采用计算法完成食谱编制，小组成员合作讨论，并独立完成食谱编制，并对食谱进行评价和调整，形成完整的食谱设计书面材料			
实施方案确认				

文档清单	接收本任务完成过程中涉及的所有文档			
	序号	文档名称	接收时间	接收人
	1			
	2			
	3			
	4			
	5			

验收评分	配分表			
	考核项目		配分	得分
	素质考评	工作纪律	10	
		团队合作	10	
	实操考评	孕妇食谱的初步确定	20	
		食谱的评价与调整	20	
		孕妇食谱的最终确定	20	
	知识考评	课上测试	20	
效果评价				

任务二　婴幼儿、儿童食谱设计

任务描述

　　请为一名 5 岁学龄前男童设计一日的食谱，要求采用食物交换份法完成食谱编制，小组成员合作讨论，并独立完成一天的食谱编制，形成完整的食谱设计书面材料。对于该任务完成情况，主要依据组内互评(素质考评、实操考评)和教师评价(素质考评、实操考评、知识考评)两个方面进行评价。

任务引导

引导问题 1：婴幼儿、儿童的生理特点是什么？

引导问题 2：婴幼儿、儿童的膳食指南补充推荐是什么？

引导问题 3：食物交换份法的食谱编制流程是什么？

知识要点

一、婴幼儿的生理特点和营养需求

婴幼儿包括婴儿和幼儿。从时间上的划分是：出生 1～12 个月为婴儿期，包括新生儿期(断脐至出生后 28 天)；1～2 岁为幼儿期。婴儿期是一生中生长发育最快的时期，也是婴儿完成从子宫内生活到子宫外生活的过渡期，而幼儿期是养成良好饮食习惯的关键时期，是完成从以母乳为营养到以其他食物为营养的过渡期。婴幼儿时期良好的营养是一生体格和智力发育的基础，了解婴幼儿生长发育特点及营养需求是非常重要的。

1. 婴幼儿的生理特点

6 月龄的婴儿在婴儿期生长发育极其迅速，这个时期也是人生身体发育最快的阶段，即第一个生长高峰期。婴儿的体格发育包括体重、身长、头围和胸围。新生儿平均出生体重为 3.3 kg，随后，婴儿就会沿着其遗传因素预先决定的生长曲线生长。身长可以反映婴儿骨骼系统的生长状况。头围和胸围可以反映婴儿脑及颅骨的发育状态。婴儿的脑和神经传导纤维迅速增长，但对外来刺激反应慢且易于泛化。婴儿的消化系统尚未发育成熟，消化功能还不健全。

7～24 月龄婴幼儿处于生长发育的重要阶段，饮食上以辅食逐渐代替母乳转为主食，并能独立行走，活动范围增大、运动量增加，此时一定要保证多种营养素及能量的合理供给。这个阶段的婴幼儿的大脑皮质功能进一步完善，语言表达能力也逐渐丰富，模仿性增强，智力发育快，要求增多，见识范围迅速扩大，但缺乏自我识别能力，同时发生感染性疾病和传染性疾病的机会也增多。幼儿的机体处在生长发育的动态变化过程中，但发育速度并不平衡，一般体格的生长发育规律是年龄越小，增长越快。幼儿期内，大脑发育速度已经显著减慢，但并未结束，神经细胞间的联系也逐渐复杂。牙齿正处于生长过程中，所以咀嚼功能尚未完善。

2. 婴幼儿的营养需求

6 月龄婴儿期是人体生长发育的基础时期，所以必须有足够的营养支持。在这个阶段，如果营养长期供给不足，生长发育就会受限，甚至停止发育，结果不仅会影响婴儿健康，还可能因此错过身心发育的最佳时段。这个阶段主要依靠出生前在母体内储备的营养，但这个储备很快就会被消耗掉，因此母乳是 6 月龄婴儿非常重要的营养来源。由于幼儿仍处于生长发育的旺盛期，对蛋白质、脂类、碳水化合物及其他营养素的需要量相对高于成人。

（1）能量：婴幼儿的能量需要包括基础代谢、身体活动、食物特殊动力作用、能量储存、排泄耗能及生长发育所需。婴幼儿对于能量的需要量因年龄、体重及发育速度的不同而异。

（2）蛋白质：婴幼儿对蛋白质的需要量每单位体重大于成人，而且需要更多优质蛋白质、更大比例的必需氨基酸。除八种必需氨基酸外，婴幼儿还要从食物中摄取组氨酸、半胱氨酸、酪氨酸。人乳中必需氨基酸的比例最适合婴儿生长的需要。值得注意的是，蛋白质若摄入不足，婴儿会导致营养不良，出现虚胖和水肿。人乳哺喂的婴儿每日需要蛋白质 2 g/kg（体重），牛乳喂养者为 3.5 g/kg（体重），大豆或谷类蛋白供应时为 4 g/kg（体重）。

（3）脂类：中国居民膳食营养素摄入推荐量规定婴幼儿摄入的脂肪供能要占每日总能量的 45%～50%。亚油酸及其代谢产物 γ-亚麻酸、花生四烯酸（ARA）、多不饱和脂肪酸及其代谢产物二十碳五烯酸（EPA）和二十二碳六烯酸（DHA），这些脂肪酸对婴幼儿神经、智力及认知功能发育有促进作用，需要适量摄取。

（4）碳水化合物：婴幼儿摄入碳水化合物所提供能量应占 30%～60%。4 个月以后的婴幼儿可以较好地消化淀粉食品，但是婴幼儿摄入碳水化合物过多，会导致产酸产气并刺激肠蠕动引起腹泻。幼儿的活动量较大，与婴儿相比，碳水化合物的需要量更多。

（5）矿物质：婴幼儿必须而又容易缺乏的矿物质主要有钙、铁、锌。

1）钙是人体发育必需的营养素，只有摄取足够的钙，才能保证促进骨骼、牙齿的生长和坚硬。婴儿钙的适宜摄入量 6 个月前为每天 300 mg，6 个月后为每天 400 mg。6 月龄后的婴儿在添加辅助食物时，可以选大豆制品、蛋类、虾皮、绿叶菜、牛乳粉等富含钙的食物。

2）铁是血红蛋白和肌红蛋白的重要成分，婴儿阶段身体生长发育速度快，对铁的需求量很大，胎儿在出生前的最后一个月里，会在母体内利用母体的供养在自己的肝内储入较多的铁，但这部分的储备仅够出生后 3、4 个月的需要，4 月龄以后的婴儿在喂养时应补充含铁食物，如蛋黄、猪肝、猪肉、牛肉和豆类等。6 月龄以上婴幼儿铁的每日适宜摄入量为 10 mg。

3）锌参与很多重要的生理功能，缺锌将导致婴幼儿身体发育不良，出现食欲减退、停止生长等症状。人乳的含锌量高于牛乳及其他乳品，所以让婴儿吃上初乳格外重要。婴幼儿 4 个月龄后，应添加西红柿、鱼、虾、肉泥等富含锌的食物。我国推荐 0～6 月龄婴儿锌的摄入量为每天 1.5 mg，6 个月后为每天 8 mg。

（6）维生素：婴幼儿生长发育过程离不开对各类维生素的摄取。其中维生素 A、维生素 D、维生素 E、维生素 K、维生素 C 的摄入较为关键。

维生素 A 能促进机体的生长发育，维持上皮组织正常结构与视觉功能。如果婴儿缺乏维生素 A，会导致生长迟缓甚至生长停滞，并容易患各种皮肤病和黏膜炎症，易患弱视、夜盲症等。我国推荐婴幼儿每天维生素 A 推荐摄入量为 400 μg，人乳中的维生素 A 含量较多，以母乳喂养为主一般不会出现维生素 A 缺乏。婴幼儿 3、4 月龄后须及时补充动物性食物如肝、蛋类等，另外，胡萝卜、红薯、黄瓜、西红柿、菠菜、橘子、香蕉等维生素 A 的含量也较丰富。

维生素 D 可调节钙、磷的正常代谢，促进钙吸收，对婴幼儿骨骼和牙齿的正常生长非常重要。我国推荐婴幼儿每天维生素 D 的参考摄入量为 10 μg，若缺乏将患佝偻病，婴儿所需维生素 D 的主要来源除靠母乳提供外，还应该注意喂养一些鱼肝油和动物肝脏、蛋黄等。另外，经常进行阳光紫外线照射，促使皮下脂肪的 7-脱氢胆固醇转变为维生素 D。

早产儿和低出生体重儿容易发生维生素 E 缺乏，从而引起溶血性贫血、血小板增加及硬肿症。我国推荐婴幼儿每天维生素 E 适宜摄入量为 3 mg。

新生儿肠道内正常菌群尚未建立，肠道细菌合成维生素 K 较少，容易发生维生素 K 缺乏症。牛乳及婴儿配方奶中维生素 K 约为母乳的 4 倍。

我国婴幼儿每天维生素 C 推荐摄入量为 40～50 mg，在橘子、西瓜、山楂、西红柿、菠菜、苹果、红枣中的含量较多，对婴幼儿期的孩子，可将这些水果和蔬菜挤成汁进行喂养，可以补充维生素 C。如果体内缺少维生素 C，就有可能患坏血病。

(7)水：婴幼儿生长发育迅速、代谢旺盛，活动量大，热量需要多，热能消耗也多，所以对水的需要量也大，婴幼儿每日每千克体重需 100～150 mL 水，婴儿越小，每千克体重需水量就越多。人乳的盐分与蛋白质含量比牛奶低，用人乳喂养时婴儿需水量相对较少。以牛奶喂养为主的婴儿，一定要注意水的充足供应，以调解婴儿的排泄。婴幼儿因病有呕吐或腹泻时，很容易发生脱水，注意要及时补充水分。

二、婴幼儿膳食指南

1. 6 月龄内婴儿母乳喂养指南

6 月龄内是一生中生长发育的第一个高峰期。对能量和营养素的需要高于其他任何时期。但婴儿消化器官和排泄器官发育尚未成熟，功能不健全，对食物的消化吸收能力及代谢废物的排泄能力仍较低。母乳既可提供优质、全面、充足和结构适宜的营养素，满足婴儿生长发育的需要，又能完美地适应其尚未成熟的消化能力，并促进其器官发育和功能成熟。母乳中适宜水平的营养既能提供婴儿充足而适量的

0～6 月龄婴幼儿母乳喂养指南图解

能量，又能避免过度喂养，使婴儿获得最佳的、健康的生长速率，为一生的健康奠定基础。因此，对 6 月龄内的婴儿应给予纯母乳喂养。

针对我国 6 月龄内婴儿的喂养需求和可能出现的问题，提出 6 月龄内婴儿母乳喂养指南。核心推荐如下 6 条(图 5-4)：

(1)产后尽早开奶，坚持新生儿第一口食物是母乳。

(2)坚持 6 月龄内纯母乳喂养。

(3)顺应喂养，建立良好的生活规律。

(4)生后数日开始补充维生素 D，不需补钙。

(5)婴儿配方奶是不能纯母乳喂养时的无奈选择。

(6)监测体格指标，保持健康生长。

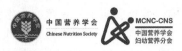

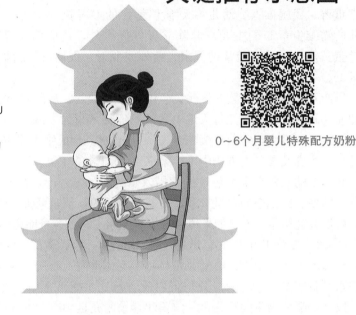

中国6月龄内婴儿母乳喂养关键推荐示意图

- 🔔 尽早开奶
- 🍼 第一口吃母乳
- 🏺 纯母乳喂养
- 🧴 不需要补钙
- 🍼 每日补充维生素D 400 IU
- 👶 顺应喂养
- 🥫 婴儿配方奶不是理想食物
- 📏 定期测量体重和身长

0～6个月婴儿特殊配方奶粉

图 5-4　中国 6 月龄内婴儿母乳喂养关键推荐示意

2. 7～24 月龄婴幼儿喂养指南

7～24 月龄婴幼儿喂养指南图解

对于 7～24 月龄婴幼儿，母乳仍然是重要的营养来源，但单一的母乳喂养已经不能完全满足其对能量及营养素的需求，必须引入其他营养丰富的食物。与此同时，7～24 月龄婴幼儿胃肠道等消化器官的发育、感知觉及认知行为能力的发展，也需要其有机会通过接触、感受和尝试，逐步体验和适应多样化的食物，从被动接受喂养转变到自主进食。这一过程从婴儿 7 月龄开始，到 24 月龄时完成。

适宜的营养和喂养不仅关系到近期的生长发育，也关系到长期的健康。针对我国 7～24 月龄婴幼儿营养和喂养的需求，以及可能出现的问题，提出 7～24 月龄婴幼儿的喂养指南。推荐以下 6 条(图 5-5)：

(1)继续母乳喂养，满 6 月龄起添加辅食。

(2)从富含铁的泥糊状食物开始，逐步添加达到食物多样。

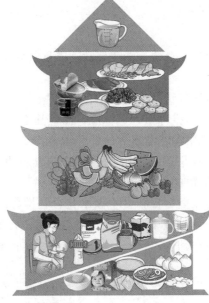

图 5-5　中国 7~24 月龄婴幼儿平衡膳食宝塔

（3）提倡顺应喂养，鼓励但不强迫进食。

（4）辅食不加调味品，尽量减少糖和盐的摄入。

（5）注意饮食卫生和进食安全。

（6）定期监测体格指标，追求健康生长。

三、儿童的生理特点和营养需求

1. 儿童的生理特点

学龄前儿童是指 2～6 岁的儿童。学龄前期是人的一生中体格和智力发育的关键时期，在此期间的营养和发育状况决定了人的一生的体质与智力的发展水平。与婴幼儿相比，这一时期体重增长每年约 2 kg，身高每年增长 5～7 cm。3 岁时神经细胞的分化已基本完成，但脑细胞体积的增大和神经纤维的髓鞘化仍在继续。尽管 3 岁时儿童乳牙已出齐，但学龄前儿童消化系统尚未完全发育成熟，特别是咀嚼和消化能力远不如成人，易发生消化不良，尤其是对固体食物需要较长时间适应，不能过早进食家庭成人膳食。4～6 岁时，脑组织进一步发育，达到成人脑重的 86%～90%。5～6 岁时，具有短暂地控制注意力的能力，时间约为 15 min，但注意力分散仍然是学龄前儿童的行为表现特征之一。这一行为特征在饮食行为上的反应是不专心进餐，吃饭时边吃边玩，使进餐时间延长，食物摄入不足而致营养素缺乏。

学龄儿童指的是 6～17 岁进入中小学阶段的儿童，此期间儿童体格仍维持稳步的增长。除生殖系统外，其他器官和系统包括脑的形态发育已经逐渐接近成人水平，而独立生活能力逐步增强，可以接受成人的大部分饮食。处于学龄期的儿童生长迅速、代谢旺盛，每年体重增加 2~3 kg，身高每年可增高 4~7 cm。身高在该阶段的后期增长较快，但各系统器官的发育快慢不同，神经系统发育较早，生殖系统发育较晚，皮下脂肪年幼时较发达，肌肉组织到学龄期才加速发育。

2. 儿童的营养需求

(1)能量：学龄前儿童生长发育快，活泼好动，能量需要量比成人高，但胃的容量小，容易饥饿。

(2)蛋白质：学龄前儿童每日膳食中蛋白质的推荐摄入量平均为 50 g。如果每日摄入的总蛋白质在数量上达到蛋白质推荐摄入量标准，而且其中一半来源于动物性蛋白质和豆类蛋白质，则能较好地满足学龄前儿童机体的营养需要。

(3)脂类：2~6 岁学龄前儿童每日膳食中脂肪的推荐摄入量应占总热量的 30%~35%。脂肪不仅能满足儿童所需的必需脂肪酸，而且有利于脂溶性维生素的吸收。

(4)碳水化合物：学龄前儿童每日膳食中碳水化合物推荐的热量摄入量应占总热量的 50%~60%。碳水化合物中的膳食纤维，促进肠蠕动，防止儿童便秘，但是蔗糖等纯糖摄取后被迅速吸收，易于以脂肪的形式储存，易引起肥胖、龋齿和行为问题，因此学龄前儿童不宜食用过多糖和甜食。

(5)矿物质：儿童正处于生长发育阶段，骨骼增长迅速。在这一过程中需要大量的钙质，学龄前儿童每日钙的适宜摄入量为 800 mg。如果铁供给不足，可引起缺铁性贫血，并可损害神经、消化和免疫等系统的功能，影响儿童的智力发育。学龄前儿童每日铁的适宜摄入量为 12 mg。另外，还要注意碘、锌等无机盐的摄入，学龄前儿童每日碘、锌的推荐摄入量分别为 90 μg、12 mg。

(6)维生素：中国营养学会建议学龄前儿童维生素 A 的摄入量为 500~600 μg/d，维生素 D 的摄入量为 10 μg/d，维生素 B_1、维生素 B_2 和维生素 C 的摄入量分别为 0.7 mg/d、0.7 mg/d、60~70 mg/d。

学龄期儿童处于生长发育阶段，基础代谢率高，活泼爱动，体力助力活动量大，故他们需要的能量(按每千克体重计)接近或超过成人，由于学龄儿童学习任务繁重，思维活跃，认识新事物多，必须保证供给充足的蛋白质。学龄儿童脂肪的适宜摄入量占总能量的 25%~30%。学龄儿童膳食中碳水化合物适宜摄入量占总能量的 55%~65%。由于学龄儿童骨骼生长发育快，矿物质需要量明显增加，为使各组织器官达到正常的生长发育水平，必须保证供给充足的矿物质。学龄儿童体内三大营养物质代谢反应十分活跃，学习任务重，用眼时间长，因此有关能量代谢、蛋白质代谢和维持正常视力、智力的维生素必须保证充足供给，尤其要重视维生素 A 和维生素 B_2 的供给。

四、儿童膳食指南

1. 学龄前儿童膳食指南

2~6 岁是儿童生长发育的关键时期，也是良好饮食习惯培养的关键时期。足量食物，平衡膳食，规律就餐，不偏食，不挑食，每天饮奶，多饮水，避免含糖饮料是学龄前儿童获得全面营养、健康生长、构建良

学龄前儿童
膳食指南图解

好饮食行为的保障。

　　家长要有意识地培养孩子规律就餐，自主进食不挑食的饮食习惯。鼓励每天饮奶，选择健康有营养的零食，避免含糖饮料和高脂肪的油炸食物。为适应学龄前儿童心理发育，鼓励儿童参加家庭食物选择或制作过程，增加儿童对食物的认识和喜爱。另外，户外活动有利于学龄前儿童身心发育和人际交往能力，应特别鼓励。学龄前儿童平衡膳食的推荐如图5-6所示。

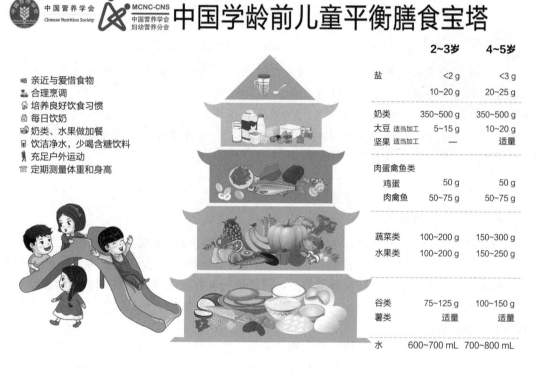

图 5-6　中国学龄前儿童平衡膳食宝塔

　　（1）规律就餐，自主进食不挑食，培养良好饮食习惯。

　　（2）每天饮奶，足量饮水，正确选择零食。

　　（3）食物应合理烹调，易于消化，少调料、少油炸。

　　（4）参与食物选择与制作，增进对食物的认知与喜爱。

　　（5）经常户外活动，保障健康生长。

2. 学龄期儿童膳食指南

　　学龄期儿童正处于在校学习阶段，生长发育迅速，对能量和营养素的需要相对高于成年人。充足的营养是学龄期儿童智力和体格正常发育，乃至一生健康的物质保障。因此，更需要强调合理膳食、均衡营养。

　　学龄期是学习营养健康知识、养成健康生活方式、提高营养健康素养的关键时期。学龄期儿童应积极学习营养健康知识，传承我国优秀饮食文化和礼仪，提高营养健康素养，认识食物、参与食物的选择和烹调，养成健康的饮食行为。家长应学会并将营养健康知识融入学龄期儿童的日常生活中，学校应开设符合学龄期儿童特点的营养与健康教育相关课程，营造校园营养环境。家庭、学校和社会要共同努力，关注和开展学龄期儿童的饮食教育，帮助他们从小养成健康的生活方式。在一般人群膳食指南的基础上，推荐以下 5 条。

(1)认识食物，学习烹饪，提高营养科学素养。

(2)三餐合理，规律进餐，培养健康饮食行为。

(3)合理选择零食，足量饮水，不喝含糖饮料。

(4)不偏食节食，不暴饮暴食，保持适宜体重增长。

(5)保证每天至少活动 60 分钟，增加户外活动时间。

 思考小常识

儿童是一个人体格和智力发育的关键时期，也是行为和生活方式形成的重要阶段。一日三餐不规律、不吃早餐的现象在中小学生中较为突出，还有一些饮食误区，如"儿童能吃是福"，面对食物时自我控制能力较差，看见好吃的、喜欢吃的就使劲吃。这些直接会影响到他们的营养摄入和健康，按照膳食指南要求，三餐要定时定量，树立健康的饮食理念和生活方式。

五、食物交换份法

以食物交换份法编制食谱，是将日常食物按营养素的分布情况分类，按照每类食物的习惯常用量，确定一份适当的食物质量，列出每份食物中的三大产能营养素及能量的含量，列表对照供参考使用。在食谱编制时，只要根据就餐者的年龄、性别、劳动强度等条件，按三大产能营养素的供给比例，计算出各类食物的交换份，选配食物，就基本上能达到营养合理的膳食要求。

食物交换份法编制食谱的核心是食物交换份。食物交换份是指以不同的能量单位作为基础，计算出每类食物中相同能量单位不同各类食物的相应重量，并以表格的形式列出。用此法编制食谱时，首先根据供餐对象的能量和三大产能营养素的需要，计算出各类食物的交换份，并按每份食物的等值交换表选择食物。与计算法食谱编制相比，食物交换份法更简捷易行，但不如计算法精确；采用食物交换份法需要以计算法作为基础，同时对食物的营养素分布有更为详细的了解，因此需要更丰富的实践经验。

食物交换份法是将已计算好的、所含营养素类似的常用食物进行互换，灵活地组织营养平衡的配餐方法。即计算每类食物交换份的食物所含的热能和营养素的量，每个交换份的同类食物中蛋白质、脂类、碳水化合物等营养素含量相似。因此，在制定食谱时同类的各种食品可以相互交换。

1. 食物分类的概念

按照食物营养素种类分布的情况，可将常用食物分为以下五类。

(1)第一类：谷薯类，包括米、面、杂粮。薯类包括马铃薯、甘薯、木薯等，主要提供的营养素有碳水化合物、蛋白质、膳食纤维、B 族维生素。

(2)第二类：蔬菜水果类，包括鲜豆、根茎、叶菜、茄果及各类新鲜水果，主要提供膳食纤维、矿物质、维生素等营养素。

(3)第三类：肉蛋类，包括畜肉、禽肉、虾、蛋类，主要提供蛋白质、脂类、矿物质、维生素 A 和 B 族维生素。

(4)第四类：豆乳类，包括豆类及制品、奶类及制品，主要提供蛋白质、脂类等营养素。

(5)第五类：纯能量食物，包括植物油、淀粉类食物、食用糖和酒类，主要提供能量。植物油还可以提供维生素 E 和必需脂肪酸。

2. 计算出各类食物每单位交换份中所含营养价值

凡能产生 377 kJ 热量的食物称为一个交换份。在每一类食物中又用不同种类的食物依交换份相互代换。学会食物交换份法可以让人自由地选择不同食物。食物交换的四大组（八大类）的产能营养素见表 5-6。

表 5-6　食物交换的四大组(八大类)的产能营养素含量表

组别	食品类别	每份质量/g	能量/kJ	蛋白质/g	脂肪/g	碳水化合物/g	主要营养素
谷薯组	谷薯类	25	377	2.0	1.0	20.0	碳水化合物 膳食纤维
蔬果组	蔬菜类	500	377	5.0	—	17.0	矿物质、维生素、膳食纤维
	水果类	200	377	1.0		21.0	
肉蛋组	大豆类	25	377	9.0	4.0	4.0	蛋白质
	奶类	160	377	5.0	5.0		蛋白质
	肉蛋类	50	377	9.0	6.0	6.0	蛋白质
油脂组	坚果类	15	377	4.0	7.0	2.0	脂类
	油脂类	10	377	—	10.0	—	脂类

3. 确定各食物的每份等值交换关系

各类食品的等值交换关系见表 5-7～表 5-13。

表 5-7　谷薯类食品的能量等值交换份表

食品名称	质量/g	食品名称	质量/g
大米、小米、糯米、薏米	25	粉条、干莲子	25
高粱米、玉米糁	25	油条、油饼、苏打饼干	25
面粉、米粉、玉米面	25	烧饼、烙饼、馒头	35
混合面	25	咸面包、窝窝头	35
燕麦片、莜麦面	25	生面条、魔芋生面条	35
荞麦面、苦荞面	25	马铃薯	100
各种挂面、龙须面	25	湿粉皮	150
通心粉	25	鲜玉米(1个，带棒子)	200
绿豆、红豆、芸豆、干豌豆	25		

注：每份谷薯类食品提供蛋白质 2 g、碳水化合物 20 g、能量 90 kcal(377 kJ)。根茎类一律以净食部分计算。

表 5-8　蔬菜类食品的能量等值交换份表

食品名称	质量/g	食品名称	质量/g
大白菜、圆白菜、菠菜、油菜	500	白萝卜、青椒、茭白、冬笋	400
韭菜、茴香菜、茼蒿菜	500	南瓜、菜花	350
芹菜、茎蓝、莴苣(笋)、油菜苔	500	鲜豇豆、扁豆、洋葱、蒜苗	250
西葫芦、番茄、冬瓜、苦瓜	500	胡萝卜	200
黄瓜、茄子、丝瓜	500	山药、荸荠、藕、凉薯	150
芥蓝菜、瓢菜	500	慈姑、百合、芋头	100
苋菜、龙须菜	500	毛豆、鲜豌豆	70
绿豆芽、鲜蘑、水浸海带	500		

注：每份蔬菜类食品提供蛋白质 5 g、碳水化合物 17 g、能量 90 kcal(377 kJ)。每份蔬菜一律以净食部分计算。

表 5-9　肉、蛋类食品能量等值交换份表

食品名称	质量/g	食品名称	质量/g
熟火腿、香肠	20	鸡蛋(1 大个、带壳)	60
肥瘦猪肉	25	鸭蛋、松花蛋(1 大个、带壳)	60
熟叉烧肉(无糖)、午餐肉	35	鹌鹑蛋(6 个带壳)	60
熟酱牛肉、熟酱鸭、大肉肠	35	鸡蛋清	150
瘦猪、牛、羊肉	50	带鱼	80
带骨排骨	50	草鱼、鲤鱼、甲鱼、比目鱼	80
鸭肉	50	大黄鱼、黑鲢、鲫鱼	80
鹅肉	50	对虾、青虾、鲜贝	80
兔肉	100	蟹肉、水发鱿鱼	100
鸡蛋粉	15	水发海参	350

注：每份肉、蛋类食品提供蛋白质 9 g、脂肪 6 g、能量 90 kcal(377 kJ)。除蛋类为市品质量外，其余一律以净食部分计算。

表 5-10　大豆类食品能量等值交换份表

食品名称	质量/g	食品名称	质量/g
腐竹	20	北豆腐	100
大豆	25	南豆腐(懒豆腐)	150
大豆粉	25	豆浆	400
豆腐丝、豆腐干、油豆腐	50		

注：每份大豆及其制品提供蛋白质 9 g、脂肪 4 g、能量 90 kcal(377 kJ)。

表 5-11　奶类食品能量等值交换份表

食品名称	质量/g	食品名称	质量/g
奶粉	20	牛奶	160
脱脂奶粉	25	羊奶	160
乳酪	25	无糖酸奶	130

注：每份奶粉类食品提供蛋白质 5 g、脂肪 5 g、能量 90 kcal(377 kJ)。

表 5-12　水果类食品能量等值交换份表

食品名称	质量/g	食品名称	质量/g
柿子、香蕉、鲜荔枝	150	李子、杏	200
梨、桃、苹果	200	葡萄	200
橘子、橙子、柚子	200	草莓	300
猕猴桃	200	西瓜	500

注：每份水果提供蛋白质 1 g、碳水化合物 21 g、能量 90 kcal(377 kJ)。每份水果一律以市品质量计算。

表 5-13　油脂类食品能量等值交换份表

食品名称	质量/g	食品名称	质量/g
花生油、香油(1汤匙)	10	猪油	10
玉米油、菜籽油(1汤匙)	10	牛油	10
豆油(1汤匙)	10	羊油	10
红花油(1汤匙)	10	黄油	10

注：每份油脂类食品提供脂肪 10 g、能量 90 kcal(377 kJ)。

4. 不同能量需求的各类食物交换份数的确定

依照中国居民平衡膳食宝塔各层食物种类数量的要求，将不同的每日能量供给量对应的各类食物交换份数汇总，见表 5-14。

表 5-14　不同能量所需的各类食品交换份数

能量/kcal	交换单位/份	谷薯类		蔬果类		肉蛋类		豆乳类			油脂类	
		质量/g	单位/份	质量/g	单位/份	质量/g	单位/份	豆浆量/g	牛奶量/g	单位/份	质量	单位/份
1 200	14.5	175	7	500	1	150	3	200	250	2	1.5 汤匙	1.5
1 400	16.5	225	9	500	1	150	3	200	250	2	1.5 汤匙	1.5
1 600	18.5	225	9	500 200	1+1	200	4	200	250	2	1.5 汤匙	1.5
1 800	21	275	11	500 200	1+1	200	4	200	250	2	2 汤匙	2
2 000	23.5	350	13	500 200	1+1	225	4.5	200	250	2	2 汤匙	2
2 200	25.5	375	15	500 200	1+1	225	4.5	200	250	2	2 汤匙	2
2 400	28	425	17	500 200	1+1	250	5	200	250	2	2 汤匙	2

注：(1)表中数字为计算所得值，所列的数据取整数，以便计算；

(2)本表所列饮食并非固定模式，可根据就餐的饮食习惯，并参照有关内容加以调整。

六、知识要点测试

知识要点测试

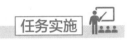

步骤一：准备工作

准备食物成分表、计算器、《中国居民膳食营养素参考摄入量》。将个人的信息及相关内容填在任务工单中（表5-15）。

中国居民膳食营养素参考摄入量

食物成分表

表 5-15　任务工单

任务名称	婴幼儿、儿童食谱设计		指导教师	
学号			班级	
组员姓名			组长	
任务要求	请为一名 5 岁学龄前男童设计一日的食谱，要求采用食物交换份法完成食谱编制，小组成员合作讨论，并独立完成一天的食谱编制，形成完整的食谱设计书面材料			
资讯与参考				
决策与计划				
实施步骤与过程记录				
检查与评价	自我检查记录			
	结果记录			
文档清单	列出本人完成过程中涉及的所有文档			
	序号	文档名称	完成时间	负责人
	1			
	2			
	3			
	4			
	5			

步骤二：工作程序

1. 了解目标人群的年龄、性别、职业、身高、体重等基本情况

2. 能量供给量的确定

3. 确定 5 岁学龄前儿童的营养素供给量，并利用表 5-14 确定每日所需要的交换份

4. 根据确定的各类食物交换份数及表 5-7～表 5-13 确定具体食物种类和质量

5. 根据儿童的营养需要和膳食指南，对照所选择的食物进行调整

6. 将所选择的食物编制成一日食谱(表 5-16)

表 5-16　一日食谱

餐次	食物名称	原料/用量
早餐 加餐		
午餐 加点		
晚餐		

步骤三：检查

根据食物交换份法食谱编制流程和儿童的膳食指南对工作过程与结果进行检查。

 小贴士

　　按以上流程完成学龄前儿童的食谱编制，小组内做好分工，对计算结果进行核算，保证数据准确无误。

步骤四：评估

　　小组内成员根据各自的任务实施过程和结果完成情况互相打分，评价结果呈现形式见表 5-17，教师评价结果呈现形式见表 5-18。

表 5-17　组内互评表

任务名称	婴幼儿、儿童食谱设计	验收结论	
验收负责人		验收时间	
验收对象			
任务要求	请为一名 5 岁学龄前男童设计一日的食谱，要求采用食物交换份法完成食谱编制，小组成员合作讨论，并独立完成一天的食谱编制，形成完整的食谱设计书面材料		
实施方案确认			

	接收本任务完成过程中涉及的所有文档				
文档清单		序号	文档名称	接收时间	接收人
		1			
		2			
		3			
		4			
		5			
验收评分			配分表		
			考核项目	配分	得分
	素质考评		工作纪律	20	
			团队合作	20	
	实操考评		食物交换份法相关表格查阅能力	20	
			儿童食谱的一日食谱确定	40	
效果评价					

表 5-18 教师评价表

任务名称	婴幼儿、儿童食谱设计			验收结论	
验收教师				验收时间	
验收对象					
任务要求	请为一名 5 岁学龄前男童设计一日的食谱，要求采用食物交换份法完成食谱编制，小组成员合作讨论，并独立完成一天的食谱编制，形成完整的食谱设计书面材料				
实施方案确认					
文档清单		接收本任务完成过程中涉及的所有文档			
	序号	文档名称		接收时间	接收人
	1				
	2				
	3				
	4				
	5				
验收评分		配分表			
		考核项目		配分	得分
	素质考评	工作纪律		10	
		团队合作		10	
	实操考评	食物交换份法相关表格查阅能力		20	
		儿童食谱的一日食谱确定		40	
	知识考评	课上测试		20	
效果评价					

任务三　老年人食谱设计

任务描述

请为一名 62 岁，身高为 176 cm，体重为 72 kg，无严重慢性疾病的退休男教师设计一周食谱，要求采用计算法完成食谱编制，小组成员合作讨论，并独立完成至少一天的食谱编制，小组讨论组合完成一周的食谱设计书面材料。对于该任务完成情况，主要依据组内互评（素质考评、实操考评）和教师评价（素质考评、实操考评、知识考评）两个方面进行评价。

任务引导

引导问题 1：老年人的生理特点是什么？

引导问题 2：老年人的营养需求是什么？

引导问题 3：老年人的膳食指南补充推荐是什么？

知识要点

一、老年人的生理特点和营养需求

1. 老年人的生理特点

人体衰老是一个不可逆转的发展过程。随着年龄的增加，人体各种器官的生理功能都会有不同程度的减退。如何加强老年保健、延缓衰老，已成为医学界大力研究的课题。老年营养是其中极为重要的一部分，合理的营养有助于延缓衰老，而营养不良或营养过剩、紊乱则有可能加速衰老的进程。因此，根据老年人的生理代谢与营养需求，坚持合理膳食，对延年益寿、提高生活质量十分重要。

（1）基础代谢降低：与中年人相比，老年人的基础代谢降低 15%～20%。合成代谢降低，分解代谢增高，使体内代谢失去平衡，引起细胞功能下降。

（2）机体成分改变：老年人随年龄增长，体内脂肪组织不断增加，脂肪外组织不断减少，突出表现在：肌肉组织的质量减少而出现肌肉萎缩；体内水分减少，主要为细胞内液减少；骨组织矿物质减少，尤其是钙减少，出现骨密度降低，易发生不同程度的骨质疏松症及骨折。

（3）器官功能改变：主要是消化功能、心脏功能、脑功能、肾功能及肝代谢能力，均随年龄增高而有不同程度的下降。

2. 老年人的营养需求

（1）能量：基础代谢下降、体力活动减少和体内脂肪组织比例增加，使老年期对热量的需要量相对减少，因此每日膳食总热量的摄入量应适当降低，以免发胖。热量摄入量，61 岁后应较青年时期减少 20%，70 岁以后减少 30%。一般来说，每日摄入热量1 600～2 000 kcal 即可满足需要。

（2）蛋白质：老年人体内的分解代谢增加，合成代谢减少，因此要多吃一些富含蛋白质的食品，至少应当与成年期吃得一样多，到 70 岁以后可适当减少。蛋白质代谢后会产生一些有毒物质，老年人的肝、肾功能已经减弱，清除这些毒物的能力较差，如果蛋白质吃得太多，其代谢后的有毒产物不能及时排出，也会反过来影响健康。一般来说，老年人蛋白质的摄入量应占饮食总热量的 10%～15%。

（3）脂类：应占饮食总量的 15%，其中饱和脂肪酸占 0%～10%，不饱和脂肪酸 3%～7%。老年人胰脂肪酶分泌减少，对脂肪的消化能力减弱，所以应当少吃一些脂肪，适量吃一些植物油。

（4）碳水化合物：老年人糖耐量低、胰岛素分泌减少，且对血糖的调节作用减弱，易发生血糖增高。因此，老年人不宜吃蔗糖含量高的食品。水果和蜂蜜中所含的果糖，既容易消化吸收，又不容易在体内转化成脂肪，是老年人理想的糖源。

（5）矿物质：矿物质在体内具有十分重要的功能，不仅是构成骨骼、牙齿的重要成分，还可调节体内酸碱平衡，维持组织细胞的渗透压，维持神经肌肉的兴奋性，构成体内一些重要的生理活性物质。老年人对钙、铁的吸收利用能力下降，摄入不足，易使老年人出现骨质疏松症、缺铁性贫血。钙、铁的充足供应十分重要，我国营养学会推荐成人每日膳食钙的供给量为 800 mg，铁为 12 mg。另外，微量元素锌、铜、铬每日膳食中也需要有一定的供给量。

（6）维生素：老年人由于体内代谢和免疫功能降低，各种维生素的每日供应量应有充足保证。老年人由于食量减少，生理功能减退，易出现维生素缺乏。每日膳食中维生素 A的推荐供给量为 800 μg，维生素 D 的摄入量应达到 10 μg，维生素 C 的膳食推荐量为100 mg。另外，每日维生素 E 的最大摄入量为 400 mg。

（7）膳食纤维：膳食纤维能增加肠蠕动，起到预防老年性便秘的作用；能改善肠道菌群，使食物容易被消化吸收；膳食纤维尤其是可溶性纤维对血糖、血脂代谢都起着改善作用，这些功能对老年人特别有益。随着年龄的增长，非传染性慢性病如心脑血管疾病、糖尿病、癌症等发病率明显增加，膳食纤维还有利于这些疾病的预防。粗粮和蔬菜中含有大量的膳食纤维，老年人应注意加强这方面食品的摄入。

二、老年人膳食指南

老年人和高龄老人分别是指 65 岁和 80 岁以上的成年人。由于年龄增加，老年人器官功能出现不同程度的衰退，如消化吸收能力下降、心脑功能衰退、视觉和听觉及味觉等感官反应迟钝、肌肉萎缩、瘦体重减少等。这些变化可明显影响老年人摄取、消化、吸收食物的能力，使老年人容易出现营养不良、贫血、骨质疏松、体重异常和肌肉衰减等问题，也极大地增加了慢性疾病发生的风险。因此，老年人在膳食及运动方面更需要特别关注。

老年人膳食应保持食物多样化，保证食物摄入量充足。消化能力明显降低的老年人，应制作细软食物，少量多餐。老年人身体对缺水的耐受性下降，要主动饮水，首选温热的白开水。从事户外活动能够更好地接受紫外线照射，有利于体内维生素 D 合成和延缓骨质疏松的发展。老年人常受生理功能减退的影响，更容易出现矿物质和某些维生素的缺乏，因此应精心设计膳食、选择营养食品、精准管理健康。老年人应有意识地预防营养缺乏和肌肉衰减，主动运动。老年人不应过度苛求减重，应维持体重在一个稳定水平。为预防慢性疾病发生和发展，一旦出现非自愿的体重下降或进食量明显减少，应主动去体检和营养咨询。老年人应积极主动参与家庭和社会活动，主动与家人或朋友一起进餐或活动，积极快乐享受生活。全社会都应该创造适合老年人生活的环境，在一般人群膳食指南基础上，补充以下关键推荐：

(1)少量多餐细软，预防营养缺乏。

(2)主动足量饮水，积极户外活动。

(3)延缓肌肉衰减，维持适宜体重。

(4)摄入充足食物，鼓励陪伴进餐。

 思考小常识

　　小明的爷爷消化系统不好，经常胃胀，医生指出：老年人的消化功能不佳，很容易造成积食，引起腹胀、腹痛等症状，因此建议他的爷爷减少豆制品的食用量，多吃易消化的山楂等食物。除胃胀外，老年人还容易患什么疾病？如何通过饮食来缓解。通过学习老年人的生理特点和营养需求，同学们是不是能够给自己的爷爷、奶奶或姥爷、姥姥更多、更好的饮食理念。

三、知识要点测试

知识要点测试

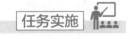

步骤一：工作准备

准备计算器、《中国居民膳食营养素参考摄入量》、食物成分表。

将个人的信息及相关内容填在任务工单中(表5-19)。

中国居民膳食营养素参考摄入量

食物成分表

表 5-19　任务工单

任务名称	老年人食谱设计	指导教师	
学号		班级	
组员姓名		组长	

任务要求	请为一名 62 岁，身高为 176 cm，体重为 72 kg，无严重慢性疾病的退休男教师设计一周食谱，要求采用计算法完成食谱编制，小组成员合作讨论，并独立完成至少一天的食谱编制，小组讨论组合完成一周的食谱设计书面材料			
资讯与参考				
决策与计划				
实施步骤与过程记录				
检查与评价	自我检查记录			
	结果记录			
文档清单	列出本人完成过程中涉及的所有文档			
	序号	文档名称	完成时间	负责人
	1			
	2			
	3			
	4			
	5			

步骤二：工作程序

参照本项目任务一"孕妇、乳母食谱设计"的工作程序，在食物种类和数量选择上要参照老年人膳食指南的要求来完成。

1. 了解目标人群的年龄、性别、职业、身高、体重等基本情况

2. 能量供给量的确定

3. 宏量营养素每餐目标的确定

4. 主食品种、数量的确定

5. 副食品种、数量的确定

6. 初级食谱的确定(表 5-20)

表 5-20 一日食谱

餐次	食物名称	原料/用量
早餐		
午餐		
晚餐		

7. 食谱的评价与调整

8. 最终一日食谱的确定(表 5-21)

表 5-21　最终一日食谱

餐次	食物名称	原料/用量
早餐		
午餐		
晚餐		

9. 一周食谱的确定(表 5-22)

表 5-22　一周食谱

星期	餐次	食物名称	原料/用量
一	早餐		
	加餐		
	午餐		
	加点		
	晚餐		
二	早餐		
	加餐		
	午餐		
	加点		
	晚餐		
三	早餐		
	加餐		
	午餐		
	加点		
	晚餐		
四	早餐		
	加餐		
	午餐		
	加点		
	晚餐		
五	早餐		
	加餐		
	午餐		
	加点		
	晚餐		

续表

星期	餐次	食物名称	原料/用量
六	早餐		
	加餐		
	午餐		
	加点		
	晚餐		
日	早餐		
	加餐		
	午餐		
	加点		
	晚餐		

步骤三：检查

根据老年人营养食谱设计的方法和步骤对工作过程与结果进行检查。

小贴士

按以上流程完成老年人的食谱编制，一周食谱工作量比较大，保证按时完成，小组内做好分工，对计算结果进行核算，保证数据准确无误。

步骤四：评估

小组内成员根据各自的任务实施过程和结果完成情况互相打分，评价结果呈现形式见表 5-23，教师评价结果呈现形式见表 5-24。

表 5-23　组内互评表

任务名称	老年人食谱设计	验收结论	
验收负责人		验收时间	
验收对象			
任务要求	请为一名 62 岁，身高为 176 cm，体重为 72 kg，无严重慢性疾病的退休男教师设计一周食谱，要求采用计算法完成食谱编制，小组成员合作讨论，并独立完成至少一天的食谱编制，小组讨论组合完成一周的食谱设计书面材料		
实施方案确认			

文档清单	接收本任务完成过程中涉及的所有文档			
	序号	文档名称	接收时间	接收人
	1			
	2			
	3			
	4			
	5			
验收评分	配分表			
	考核项目		配分	得分
	素质考评	工作纪律	20	
		团队合作	20	
	实操考评	老年人食谱的初步确定	20	
		一天食谱的最终确定	20	
		一周食谱的确定	20	
效果评价				

表 5-24　教师评价表

任务名称	老年人食谱设计		验收结论		
验收教师			验收时间		
验收对象					
任务要求	请为一名 62 岁，身高为 176 cm，体重为 72 kg，无严重慢性疾病的退休男教师设计一周食谱，要求采用计算法完成食谱编制，小组成员合作讨论，并独立完成至少一天的食谱编制，小组讨论组合完成一周的食谱设计书面材料				
实施方案确认					
文档清单	接收本任务完成过程中涉及的所有文档				
	序号	文档名称		接收时间	接收人
	1				
	2				
	3				
	4				
	5				
验收评分	配分表				
	考核项目			配分	得分
	素质考评	工作纪律		10	
		团队合作		10	

续表

验收评价	实操考评	老年人食谱的初步确定	20	
		一天食谱的最终确定	20	
		一周食谱的确定	20	
	知识考评	课上测试	20	
效果评价				

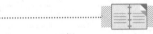

项目学习成果评价

依照本项目各个任务完成情况，将自我评价和本项目中各个任务的组内互评、教师评价成绩呈现在表 5-25 中，得到综合成绩。

表 5-25　项目学习成果评价表

考评任务	自我评价	组内互评	教师评价	备注
任务一				
任务二				
任务三				
项目平均值				
综合评价				

项 目 拓 展

依照以上孕妇、学龄前儿童、老年人这几种特定人群食谱设计任务的学习和完成，归纳总结在特定人群食谱设计过程中需要注意什么。

项目六 特殊环境人群食谱设计

项目导读

在一些特殊环境下(高温、低温、高原等)生活或工作,常常会引起人体内代谢的异常,干扰、破坏机体正常的生理过程,或干扰、破坏营养物质在体内的代谢,或损害特定的组织和器官,危害人体健康。根据这些人群的所处环境和特定的营养需要,结合一般人群食谱设计的基础,有针对性地进行食谱设计和补充,以期能更好地指导这部分群体合理膳食。本项目包括三个任务:任务一为高温环境人群食谱设计;任务二为低温环境人群食谱设计;任务三为高原环境人群食谱设计。

学习目标

1. 知识目标

(1)掌握特殊环境人群营养需求。

(2)掌握特殊环境人群营养原则。

(3)掌握计算机软件法编制食谱流程。

2. 能力目标

(1)能够为特殊环境人群进行膳食指导。

(2)能够为特殊环境人群设计食物和营养素目标。

(3)能够为特殊环境人群制定合理的营养食谱。

(4)能够熟练操作计算机软件进行食谱编制。

3. 素质目标

(1)关爱他人,树立和谐、友善的社会主义核心价值观。

(2)具备精益求精的工匠精神。

(3)具有较强的集体意识和团队合作精神。

任务一　高温环境人群食谱设计

任务描述

请为一名 40 岁女性，身高为 165 cm，体重为 60 kg，高温环境工作，轻体力劳动者设计营养食谱，要求采用计算法完成食谱编制，小组成员合作讨论，并独立完成食谱编制，对食谱进行评价和调整，形成完整的食谱设计书面材料。对于该任务完成情况，主要依据组内互评(素质考评、实操考评)和教师评价(素质考评、实操考评、知识考评)两个方面进行评价。

任务引导

引导问题 1：高温环境下身体会有什么变化？

引导问题 2：高温环境下对于营养有什么要求？

引导问题 3：对高温环境下的人群进行食谱编制时，要注意哪些问题？

知识要点

高温环境通常是指 32 ℃以上的工作环境或 35 ℃以上的生活环境，如冶金工业中的炼焦、炼铁、炼钢、轧钢，机械工业的铸造、锻造、陶瓷等工业的炉前作业，各种工厂的锅炉间，农业、建筑、运输业、夏季露天作业等。与机体处于一般常温下时不同，高温环境使体温和环境温度之间温差缩小，高温下的机体不可能像常温下通过简单的体表辐射来散发代谢所产生的热量，而必须通过生理上的适应性改变，来维持体温的相对恒定，这种适应性改变导致机体对营养的特殊要求。

一、高温环境下机体生理特点

人体在高温环境下劳动和生活时，高温刺激体温调节中枢，体温调节中枢通过神经和体液的共同调节作用引起机体大量出汗，通过出汗及汗液的蒸发来散发机体代谢所产生的热量，以维持体温的相对恒定。高温环境下出汗的多少，因气温及劳动强度不同而异。一般为 1.5 L/h，最高可达 4.2 L/h。大量出汗可引起下列生理改变。

1. 水及无机盐丢失

人体汗液的 99% 以上为水分，0.3% 为无机盐，包括钠、钾、钙、镁、铁等多种元素。其中最主要的为钠盐，约 80 mmol/L，占汗液无机盐总量的 54%～68%。一般情况下损失的氯化钠可达 15～25 g/d。如不及时补充水和氯化钠，将引起严重的水盐丢失，当丢失量超过体重的 5% 时则可引起血液浓缩，出现体温升高、出汗减少、口干、头晕、心悸等中暑症状。在丢失的无机盐中，钾的丢失仅次于钠，有人估计每日从汗液丢失的钾可达 100 mmol 以上，高温环境下作业又不适当补钾时，可使血钾及红细胞内钾浓度下降，而使机体对热的耐受能力下降。临床上也有中暑患者血钾浓度低于正常的报道。此外，通过汗液损失的钙量为 0.17～0.21 mmol/h，损失的镁量可达 0.065～0.3 mmol/h。

2. 水溶性维生素丢失

高温环境下大量出汗也引起水溶性维生素的大量丢失。有文献报道，汗液中维生素 C 可达到 10 μg/mL，以每日出汗 5 L 计，从汗液丢失的维生素 C 可达 50 mg/d。另外，据报道每升汗液含维生素 B_1 约 0.14 mg，以每日出汗 5 L 计，可丢失维生素 B_1 0.7 mg/d，B 族维生素如维生素 B_2、烟酸等也有相应量的丢失。

3. 可溶性含氮物丢失

有文献报道，高温作业时汗液中可溶性氮含量为 0.2～0.7 g/L，其中主要是氨基酸，为 206～229 mg/h。另外，机体处于高温及失水状态，加速了组织蛋白质的分解，使尿氮排出也增加。

4. 消化液分泌减少，消化功能下降

一方面，高温环境下大量出汗引起的失水是消化液分泌减少的主要原因，出汗伴随的氯化钠的丢失使体内氯急剧减少，这也将影响到胃中盐酸的分泌；另一方面，高温刺激下的体温调节中枢兴奋及伴随而致的摄水中枢兴奋也将对摄食中枢产生抑制性影响。其共同作用结果使高温环境下机体消化功能减退及食欲下降。

5. 能量代谢增加

一方面，高温引起机体基础代谢的增加；另一方面，机体在对高温进行应激和适应的过程中，通过大量出汗、心跳加快等进行体温调节，可引起机体能量消耗的增加。

二、高温环境下的营养需求

1. 水和无机盐

水的补充以补偿出汗丢失的水量、保持体内水的平衡为原则。高温作业者凭口渴感饮水是主要的依据，再参照其劳动强度及具体生活环境建议的补水量范围，如中等劳动强度、中等气象条件时日补水量需 3～5 L。强劳动及气温或辐射热特别高时，日补水量需 5 L 以上。补水方法以少量多次为宜，以免影响食欲。补充饮料的温度以 10 ℃ 左右为宜。

无机盐的补充以食盐为主，日出汗小于 3 L 者，日补盐量需 15 g 左右。以含盐饮料补充食盐时，其中氯化钠的浓度以 0.1% 为宜。钾盐及其他无机盐的补充以食用含无机盐的各种蔬菜、水果、豆类为宜。对那些在气温及辐射热特别高的环境下作业的人群，尤其是在刚进入高温环境时，机体对高温还无法适应时，应补充含钠、钾、钙、镁等多种盐的混合盐片。

2. 水溶性维生素

维生素 C 的供给量为每日 150～200 mg，维生素 B_1 的日供给量为 2.5～3 mg，维生素 B_2 的日供给量为 2.5～3.5 mg。

3. 蛋白质和能量

因高温环境下机体分解代谢的增加及氨基酸从汗液的丢失，蛋白质摄入量也适当增加，由于高温作业人群食欲下降，建议补充优质蛋白质占总蛋白质比例不低于50%，能量的供给以《中国居民膳食营养素参考摄入量(DRIs)》为基础，当环境的温度在30 ℃以上时，每上升1 ℃应增加能量供给0.5%。

三、高温环境下人群的膳食选择

高温环境下人群的能量及营养素的供给要适当增加，但高温环境下人群的消化功能及食欲下降，由此形成的矛盾需通过合理膳食的精心安排来加以解决。

(1)合理搭配、精心烹制谷类、豆类及动物性食物鱼、禽、蛋、肉，以补充优质蛋白质及B族维生素。

(2)补充含无机盐尤其是钾盐和维生素丰富的蔬菜、水果和豆类，其中水果中的有机酸可刺激食欲并有利于食物胃内消化。

(3)以汤作为补充水及无机盐的重要措施。含盐饮料通常不受欢迎，故水和盐的补充以汤的形式较好，菜汤、肉汤、鱼汤可交替选择，在餐前饮少量的汤还可增加食欲。对大量出汗人群，宜在两餐进膳之间补充一定量的含盐饮料。

四、高温环境下人群的营养原则

高温作业可分为三种类型：高温、强热辐射作业(如炼钢、炼铁等)；高温、高湿作业(如纺织、印染、造纸等)；夏季露天作业(如建筑、部队等)。

高温环境下作业人员的营养配餐原则如下。

(1)为补充随汗液流失的大量矿物质，应提高钠、钾、镁、铝等矿物质的供给量。在正常人膳食基础上，每日须增加钾、钠、钙和磷及微量元素铁的供给。

(2)增加维生素的供给量，包括维生素C、B族维生素及维生素A等。

(3)合理增加能量和蛋白质的供给量。

(4)合理安排进餐时间，三餐分别安排在起床后、下班后的1～2小时，以及上班前的1个多小时。高温往往影响食欲，因此在菜肴方面要经常更换花样，并适量选用有辛辣味的调味品。要有选择地增加动物性食品(肉、鱼、动物内脏、奶及奶制品)、豆及豆制品、深色蔬菜(菠菜、油菜、芹菜等)、海产品(海带、海蜇、虾皮、紫菜等)的量。因大量出汗，矿物质丢失较多，故应提供盐分略高的汤类。

> **思考小常识**
>
> 近日，一名27岁男子在家午睡后突发呕吐，并出现了意识障碍，随后被家人送往医院急诊科，最终因热射病抢救无效不幸离世。医生表示，重症中暑从轻到重分为热痉挛、热衰竭和热射病。医生提醒，室外作业者、孕妇、儿童、有基础疾病的体弱者发生中暑的可能性更高，要格外注意。那么同学们，对于长时间处于高温环境的工作者来说，如何避免热射病？

五、知识要点测试

知识要点测试

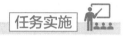

步骤一：工作准备

准备计算器、《中国居民膳食营养素参考摄入量》、食物成分表。将个人的信息及相关内容填在任务工单中（表 6-1）。

中国居民膳食营养素参考摄入量

食物成分表

表 6-1　任务工单

任务名称	高温环境人群食谱设计		指导教师		
学号			班级		
组员姓名			组长		
任务要求	请为一名 40 岁女性，身高为 165 cm，体重为 60 kg，高温环境工作，轻体力劳动者设计营养食谱，要求采用计算法完成食谱编制，小组成员合作讨论，并独立完成食谱编制，并对食谱进行评价和调整，形成完整的食谱设计书面材料				
资讯与参考					
决策与计划					
实施步骤与过程记录					
检查与评价	自我检查记录				
	结果记录				
文档清单	列出本人完成过程中涉及的所有文档				
	序号	文档名称		完成时间	负责人
	1				
	2				
	3				
	4				
	5				

步骤二：工作程序

参照项目五任务—"孕妇、乳母食谱设计"的工作程序完成。

1. 了解目标人群的年龄、性别、职业、身高、体重等基本情况

2. 能量供给量的确定

3. 宏量营养素每餐目标的确定

4. 主食品种、数量的确定

5. 副食品种、数量的确定

6. 初级食谱的确定(表 6-2)

表 6-2 一日食谱

餐次	食物名称	原料/用量
早餐		
午餐		
晚餐		

7. 食谱的评价与调整

8. 最终一日食谱的确定(表 6-3)

表 6-3 最终一日食谱

餐次	食物名称	原料/用量
早餐		
午餐		
晚餐		

步骤三：检查

根据高温环境人群营养食谱设计的方法和步骤对工作过程与结果进行检查。

 小贴士

按以上流程完成高温环境人群的食谱编制，小组内做好分工，对计算结果进行核算，保证数据准确无误。

步骤四：评估

小组内成员根据各自的任务实施过程和结果完成情况互相打分，评价结果呈现形式见表 6-4，教师评价结果呈现形式见表 6-5。

表 6-4　组内互评表

任务名称	高温环境人群食谱设计			验收结论	
验收负责人				验收时间	
验收对象					
任务要求	请为一名 40 岁女性，身高为 165 cm，体重为 60 kg，高温环境工作，轻体力劳动者设计营养食谱，要求采用计算法完成食谱编制，小组成员合作讨论，并独立完成食谱编制，并对食谱进行评价和调整，形成完整的食谱设计书面材料				
实施方案确认					
文档清单	接收本任务完成过程中涉及的所有文档				
	序号	文档名称		接收时间	接收人
	1				
	2				
	3				
	4				
	5				
验收评分	配分表				
	考核项目			配分	得分
	素质考评	工作纪律		20	
		团队合作		20	
	实操考评	高温环境人群食谱的初步确定		20	
		食谱的评价与调整		20	
		高温环境人群食谱的最终确定		20	
效果评价					

表 6-5　教师评价

任务名称	高温环境人群食谱设计		验收结论	
验收教师			验收时间	
验收对象				
任务要求	请为一名 40 岁女性，身高为 165 cm，体重为 60 kg，高温环境工作，轻体力劳动者设计营养食谱，要求采用计算法完成食谱编制，小组成员合作讨论，并独立完成食谱编制，并对食谱进行评价和调整，形成完整的食谱设计书面材料			
实施方案确认				
文档清单	接收本任务完成过程中涉及的所有文档			
	序号	文档名称	接收时间	接收人
	1			
	2			
	3			
	4			
	5			
验收评分	配分表			
	考核项目		配分	得分
	素质考评	工作纪律	10	
		团队合作	10	
	实操考评	高温环境人群食谱的初步确定	20	
		食谱的评价与调整	20	
		高温环境人群食谱的最终确定	20	
	知识考评	课上测试	20	
效果评价				

任务二　低温环境人群食谱设计

任务描述

请为一名在冷库工作的 40 岁男性，身高为 175 cm，体重为 65 kg，中体力劳动强度者设计一周食谱，要求采用食物交换份法完成食谱编制，小组成员合作讨论，并独立完成一周的食谱，形成完整的食谱设计书面材料。对于该任务完成情况，主要依据组内互评（素质考评、实操考评）和教师评价（素质考评、实操考评、知识考评）两个方面进行评价。

任务引导

引导问题1：低温环境下身体会有什么变化？

引导问题2：低温环境下对于营养有什么要求？

引导问题3：对低温环境下的人群进行食谱编制时，要注意哪些问题？

知识要点

低温环境多指环境温度在10 ℃以下，常见于寒带及海拔较高地区的冬季及冷库作业等低温环境下，机体生理及代谢改变，导致对营养素有特殊要求。寒冷地区人体总能量需要量较温带同等劳动强度者为高，其原因是基础代谢可增高10％～15％。低温时机体肌肉不自主寒战，以产生能量，这也使能量需要增加；笨重的防寒服也增加负担，活动耗能更多，也是能量消耗增加的原因。

一、低温环境下机体生理特点

1. 人体辐射散热增多

当气温低于人体皮肤温度时，外界物体吸收皮肤发散的能量。外界温度越低，辐射散热就越多。

2. 食欲消化功能改变

低温环境中胃酸分泌增加，胃液的酸度增强，胃的排空减慢，因而食物在胃内的化学消化过程比较充分。同时，可使人食欲增加，还喜欢吃能量高、脂肪多和比较热的食物。

3. 身体发育水平提高

低温环境下人的摄食量增加，身体的发育水平明显提高。在北方寒冷地区生活的人身高和体重普遍高于南方地区。

二、低温环境下的营养需求

1. 能量和产热营养素

低温人员能量供给较常温下应增加10％～15％。低温环境下机体脂肪利用增加，较高的脂肪供给可增加人体对低温的耐受，脂肪提供的能量可提高至25％～35％。碳水化合物也能增强机体对寒冷耐受能力，作为能量主要来源，所供能量应大于总能量50％。蛋白质占11％～15％，其中动物蛋白质应占总蛋白质50％。

2. 维生素

据对北极地区及我国东北地区调查表明，低温环境下人体对维生素需要量增加，与温带地区比较，增加 30%～35%。随低温下能量消耗增加，与能量代谢有关的维生素 B_1、维生素 B_2 及维生素 PP 需要增加，研究表明，给低温生活人员补充维生素 C，可提高机体对低温的耐受。另外，寒冷地区因条件限制，蔬菜及水果常供给不足，维生素 C 应额外补充，每天补充量为 70～120 mg。维生素 A 也有利于增强机体对寒冷的耐受力，氧化磷酸化过程也需要充足的维生素 A。每天供给量应为 1 500 μg。寒冷地区生活的人户外活动减少，日照短，使体内维生素 D 合成不足，每天应补充 10 μg 维生素 D。人体受寒冷刺激后肾上腺肥大，其中维生素 C 含量也降低，大量摄入维生素 C 可缓解此种变化。

3. 矿物质

寒带地区居民极易缺乏钙和钠，钙缺乏主要原因是因饮食钙供给不足，加上日照短，维生素 D 合成不足，致钙吸收和利用率降低，故应尽可能为寒冷地区居民增加富钙食物，如奶或奶制品供给。食盐对居住在寒冷地区的居民也很重要。低温环境下摄入较多食盐，可使机体力量增强。寒带地区居民食盐摄入量高达 26～30 g/d，相当于温带地区居民的 2 倍。对于寒带地区居民的高钠摄入量是否会引起高血压，学术界尚有不同意见。寒带地区居民钠盐供给量，可稍高于温带地区居民。

三、低温环境下人群的膳食选择

(1)供给充足的能量，保证每餐都吃饱，体内产热增多，可以提高耐寒能力。

(2)保证蛋白质的供给，在膳食安排时，特别注意鱼类、禽类、肉类、蛋类、豆类及其制品的供应。同时还可适当选择含高蛋白、高脂肪的坚果类(核桃仁、花生仁等)食品。

(3)提供富含维生素 C、胡萝卜素和无机盐的食物，选择含钙、钾等的新鲜蔬菜和水果，适当选择动物的肝脏，补充维生素。

(4)食盐的推荐摄入量为每人 15～20 g/d，高于非低温地区。

四、低温环境下人群的营养原则

低温作业人员包括长期于常年气温在 10 ℃以下的环境中生活、工作(如南极、北极)，或长期在局部低温环境中工作(如制冷业、冷库等)的人员。其营养配餐原则如下。

(1)保证充足的能量，日能量供给量应在 4 000 kcal(16.74 MJ)以上。产能营养素来源：碳水化合物 48%～50%，脂类 35%～37%，蛋白质 14%～15%。

(2)合理地增加脂肪的供给量对机体防寒具有积极意义，但动物性脂肪不宜过多。

(3)蛋白质的供给量要充足，一般应为常温下相同劳动强度等级人员的130%～150%。

(4)低温环境下机体抵抗力低，应激能力差，需增加维生素 A 的供给量(为常温下的 150%)。

思考小常识

小明的爸爸在天津某个食品有限公司担任超低温冷库管理员。炎炎夏日下，户外温度一般为 30 ℃以上，而冷库温度却在−60 ℃，每天需要进出二三十次，一干就是 10 年。针对常年在超低温环境工作的人群，在饮食上有什么建议？

五、知识要点测试

知识要点测试

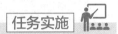

步骤一：准备工作

准备计算器、《中国居民膳食营养素参考摄入量》、食物成分表。将个人的信息及相关内容填在任务工单中（表 6-6）。

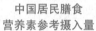

中国居民膳食营养素参考摄入量

食物成分表

表 6-6　任务工单

任务名称	低温环境人群食谱设计		指导教师		
学号			班级		
组员姓名			组长		
任务要求	请为一名在冷库工作的 40 岁男性，身高为 175 cm，体重为 65 kg，中体力劳动强度者设计一周食谱，要求采用食物交换份法完成食谱编制，小组成员合作讨论，并独立完成一周的食谱，形成完整的食谱设计书面材料				
资讯与参考					
决策与计划					
实施步骤与过程记录					
检查与评价	自我检查记录				
	结果记录				
文档清单	列出本人完成过程中涉及的所有文档				
	序号	文档名称		完成时间	负责人
	1				
	2				
	3				
	4				
	5				

步骤二：工作程序

参照项目五任务二"婴幼儿、儿童食谱设计"的工作程序完成。

1. 确定低温环境人群的营养素供给量，并利用表 5-14 确定每日所需要的交换份

2. 根据确定的各类食物交换份数，确定具体食物种类，并确定每种食物质量

3. 根据低温环境人群的营养原则，对照所选择的食物进行调整

4. 将所选择的食物编制成一日食谱（表 6-7）

表 6-7　一日食谱

餐次	食物名称	原料/用量
早餐 加餐		
午餐 加点		
晚餐		

5. 利用食物交换份法，重复以上工作程序，完成一周的食谱编制(表 6-8)

表 6-8　一周食谱

星期	餐次	食物名称	原料/用量
一	早餐		
	午餐		
	晚餐		
二	早餐		
	午餐		
	晚餐		
三	早餐		
	午餐		
	晚餐		
四	早餐		
	午餐		
	晚餐		
五	早餐		
	午餐		
	晚餐		
六	早餐		
	午餐		
	晚餐		
日	早餐		
	午餐		
	晚餐		

步骤三：检查

根据食物交换份法食谱编制流程和低温环境人群的营养原则对工作过程与结果进行检查。

 小贴士

按以上流程完成低温环境人群的食谱编制，小组内做好分工，对计算结果进行核算，保证数据准确无误。

步骤四：评估

小组内成员根据各自的任务实施过程和结果完成情况互相打分，评价结果呈现形式见表 6-9，教师评价结果呈现形式见表 6-10。

表 6-9　组内互评表

任务名称	低温环境人群食谱设计		验收结论	
验收负责人			验收时间	
验收对象				
任务要求	请为一名在冷库工作的 40 岁男性，身高为 175 cm，体重为 65 kg，中体力劳动强度者设计一周食谱，要求采用食物交换份法完成食谱编制，小组成员合作讨论，并独立完成一周的食谱，形成完整的食谱设计书面材料			
实施方案确认				

文档清单	接收本任务完成过程中涉及的所有文档			
	序号	文档名称	接收时间	接收人
	1			
	2			
	3			
	4			
	5			

验收评分	配分表			
	考核项目		配分	得分
	素质考评	工作纪律	20	
		团队合作	20	
	实操考评	食物交换份法相关表格查阅能力	20	
		低温环境人群食谱的一日食谱确定	20	
		低温环境人群食谱的一周食谱确定	20	
效果评价				

表 6-10　教师评价表

任务名称	低温环境人群食谱设计		验收结论	
验收教师			验收时间	
验收对象				
任务要求	请为一名在冷库工作的 40 岁男性，身高为 175 cm，体重为 65 kg，中体力劳动强度者设计一周食谱，要求采用食物交换份法完成食谱编制，小组成员合作讨论，并独立完成一周的食谱，形成完整的食谱设计书面材料			
实施方案确认				

文档清单	接收本任务完成过程中涉及的所有文档			
	序号	文档名称	接收时间	接收人
	1			
	2			
	3			
	4			
	5			
验收评分	配分表			
	考核项目	配分		得分
	素质考评	工作纪律		10
		团队合作		10
	实操考评	食物交换份法相关表格查阅能力		20
		低温环境人群食谱的一日食谱确定		20
		低温环境人群食谱的一周食谱确定		20
	知识考评	课上测试		20
效果评价				

任务三　高原环境人群食谱设计

任务描述

　　请为一支驻扎在高海拔地区的部队的官兵设计一日食谱，部队成员绝大多数是 18 岁以上男性青壮年，标准体重，平时会有一定强度的训练（中体力劳动强度）。要求采用计算机软件法完成食谱编制，每人独立完成一日食谱，并小组讨论，形成最终完整的食谱设计书面材料。对于该任务完成情况，主要依据组内互评（素质考评、实操考评）和教师评价（素质考评、实操考评、知识考评）两个方面进行评价。

任务引导

　　引导问题 1：高原环境下身体会有什么变化？

　　引导问题 2：高原环境下对于营养有什么要求？

　　引导问题 3：对高原环境下的人群进行食谱编制时，需要注意哪些问题？

知识要点

一般将海拔 3 000 m 以上地区称为高原。在这一高度，由于大气氧分压的降低，人体血氧饱和度急剧下降，常出现低氧症状。我国高原地域辽阔，约占全国面积的 1/6，人口约有 1 000 万。人体对高原地区的反应，首先是为了从低氧空气中争取到更多的氧而提高机体的呼吸量，因此必然呼出过量的二氧化碳，影响机体维持正常的酸碱平衡。严重低氧情况下食欲减退，能量供给不足，心脏功能受到影响，因而代谢率降低。但在同等劳动强度条件下，在高原的能量需要量高于在海平面者。

初次登上高原旅游者，会出现不同程度的恶心、呕吐、食欲不振、心悸、气短、乏力等高原反应。造成高原反应的主要环境因素是缺氧，而适宜的营养和膳食，有助于提高人体对缺氧的耐受能力，加速对高原环境的适应。

一、高原环境下机体生理特点

(1)脑组织：脑耗氧量大，代谢率高、对低氧耐受性差。

(2)呼吸系统：呼吸加深加快，肺活量、肺通气量和肺泡内氧分压增高。

(3)心血管系统：高原低氧引起心肌收缩力下降，易导致心肌功能衰竭和猝死，长期缺氧使血浆黏度增加。

(4)消化系统：胃蠕动减弱，食欲缺乏。

(5)内分泌系统：儿茶酚胺和糖皮质激素分泌增加等。

二、高原环境下的营养需求

1. 能量需要量

高原能量供给量比相应的平原劳动者高出 10%，轻体力、重体力、极重体力所需能量水平不同。

2. 产热营养素

早期苏联学者认为应掌握"高糖、低脂、不滥用蛋白质"的原则，主要原因是脂肪氧化需要更多的氧气，而"高糖"有助于肺泡氧张力的增加和脑功能的改善。但是，后来一些研究表明上述原则可能仅仅适用于初入高原的急性缺氧期，对于居住高原一年以上者，或者对高原产生适应者，不必过分强调上述高糖低脂的膳食原则，适当增加蛋白和脂肪的供给，可以增加菜肴的美味，促进食欲。三大产热营养素供能比例为碳水化合物 65%～70%，蛋白质 12%～15%，脂类 20%～25%。

3. 矿物质和水

人进入高原地区后，促红细胞生成素分泌增加，造血功能亢进，红细胞增加，有利于氧运输和对缺氧适应。所以，铁供给量应当充足。通常认为，如体内铁储备正常，每天饮食供给 10～15 mg 铁，可以满足高原地区人体需要，但高原地区妇女铁的供给量应比平原地区适当增加。

高原地区空气干燥，水的表面张力减小和肺的通气量增大，每天失水较多。初入高原地区，常无口渴感，不愿饮水。所以，初期失水对人体是威胁性反应，应引起重视。久居高原地区适应以后，饮水量则与平原地区相同。

4．维生素

高原环境下对维生素的需求也增加，尤其是维生素 B_2、维生素 C 的需要量显著高于平原。

三、高原环境下人群的膳食选择

(1)初次进入高原地区一定要选择高碳水化合物食品，如选择糖包、糖花卷、糖粥及各种米面食品。

(2)肉蛋奶的选择：初入高原时，暂时不要摄入过多高蛋白。但若长期居住，应选择富含优质蛋白的食物，如鱼类、牛肉、蛋类等食物。

(3)蔬菜、水果的选择：多吃新鲜的水果、蔬菜，还可以喝一些酸性饮料，吃酸性水果。

(4)可多喝些菜汤、浓茶，补充失去的水分。

(5)高原地区可食用红景天类保健食品，增加抗缺氧耐受力。

四、高原环境下人群的营养原则

(1)为提高机体对低压和高原环境的耐受力，每日应供给充足的能量。

(2)适当增加富含铁的食物，使机体动脉血氧含量增加，提高机体在低氧分压条件下呼吸的能力。

(3)增加优质蛋白质的摄入量，加强机体恢复平衡的能力。

(4)增加维生素的供给量。维生素 B_1 和维生素 C 可参与能量转化，维生素 A 和维生素 D 可提高机体对气压变化的适应能力，维生素 E 可促进脂肪吸收和防止体重减轻。

(5)适当减少食盐的摄入量，有助于预防急性高原反应。

(6)提倡多餐(每日 4～5 餐)。

五、计算机配餐应用软件法介绍

营养配餐软件是指将营养配餐原理结合计算机技术以完成更科学的配餐工作，通过软件的快速计算功能，分析就餐人员的营养需要。一个全面的营养配餐软件，除具有强大的配餐管理功能外，还应具备食物分类检索功能、食物营养成分检索功能、菜点的营养成分计算功能、营养素摄入量计算功能、营养评价功能等功能。

1．营养配餐软件的设计原理

营养配餐软件系统的设计目的是结合我国居民的膳食特点，借助计算机的计算，使配置的膳食既符合营养要求又贴近生活实际。营养配餐软件在设计上一般参考营养需求标准和营养供给依据，做到两者之间的匹配和平衡。

营养需求标准参照《中国居民膳食营养素参考摄入量》和《中国居民膳食指南》。

营养供给依据食物成分表。

2．营养配餐软件的基本功能

营养配餐软件的基本功能主要包括以下几个方面：

（1）与营养知识相关的资料库。营养配餐工作涉及的内容、数据多，因此一般软件都应提供与营养知识相关的资料库，为操作者和客户提供参考。例如，国家的相关法律法规、营养知识常识、各地饮食习惯及特点、膳食指南、食品安全知识、食物成分含量等。

（2）参考菜肴配料。根据各地饮食特点，提供一些公用参考菜肴的制作方法、配料等。使操作者可以根据对象需求，很方便地推荐一些合理的菜肴和加工制作方法。

（3）适用对象基本信息的录入、修改与删除。一个软件应适用于不同的个体、人群，并进行登记记录、存档，方便对不同对象的就餐计划进行分类、指导、查询。

（4）常见疾病与饮食要求。设计膳食餐谱时，应该充分考虑不同对象、不同身体健康状态对饮食的要求。而熟练地掌握这些知识对初学者来说有些困难。因此，智能软件应提供常见疾病症状与饮食要求以供参考。

（5）食物选择与食物数量的确定。这是配餐软件的主要部分，为就餐对象设计餐谱，首先应正确地选择食物种类，进行合理搭配，并确定合理的食物摄入数量，为设计餐谱打好基础。

（6）个性菜肴的制作。膳食越人性化，越受欢迎。中国餐饮的特点之一是不同的家庭、酒店所制作的同一名称的菜肴所用的配料都不同。因此，软件所具备的功能，应能利用不同种类和数量的食物原料，制作出个性化的菜肴。

（7）食物营养分析。判断设计出的营养餐谱是否科学合理，要有各种营养素摄入量的比较。因此，软件应具备对所选食物的营养成分做出分析的功能。通过计算摄入的各种营养素的量与推荐标准相比较，找出差距，以利于餐谱设计的改进，最终达到科学合理的膳食标准。食物营养分析一般包括营养素成分及来源分析、产能物质与来源分析等。

（8）人体营养状况评价。不同个体、人群的健康状况不同，因此所需营养成分的数量也不同。所有科学合理的配餐都是根据不同个体、人群的营养需求设计的，智能配餐软件必须具备一种或多种人体营养状况的评价功能。

（9）信息输出功能。经过一系列的操作后应该具备信息输出功能，存档或交付适用对象。

（10）存档功能。各种配餐及营养分析都应能够存入相应的服务对象的文件夹下存档，以备以后查询和分析使用。

软件还具有许多其他功能，如完整报表输出功能，包括某份菜肴的详细营养素成分报表、详细食物成分报表、某日详细营养素成分报表、某日配餐三餐（包括加餐）详细食物构成以及膳食宝塔构成分析、多种关键指标数值分析；实现从食物到菜肴，从菜谱到食物的快速调用，快速转换功能；另外，还具备全程文本手册和视频录像指导操作，使软件操作方便高效、容易掌握。

 思考小常识

暑假刚到，小明一家三口准备自驾到西藏。出发前做了充分准备，走川藏线进入西藏。海拔到 4 000 m 以上后，小明的爸爸出现了头疼和呕吐的高原反应，他的爸爸平时身体非常健康，还总健身，没想到最先出现高原反应的是一家三口中身体最好的人。那么我们给予小明爸爸的饮食建议是什么？除饮食外，还有其他需要注意的事项吗？

六、知识要点测试

知识要点测试

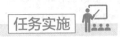

步骤一：工作准备

准备计算机（营养配餐软件完成安装）。将个人的信息及相关内容填在任务工单中（表 6-11）。

表 6-11　任务工单

任务名称	高原环境人群食谱设计		指导教师		
学号			班级		
组员姓名			组长		
任务要求	请为一支驻扎在高海拔地区的部队的官兵设计一日食谱，部队成员绝大多数是 18 岁以上男性青壮年，标准体重，平时会有一定强度的训练（中体力劳动强度）。要求采用计算软件法完成食谱编制，每人独立完成一日食谱，并小组讨论，形成最终完整的食谱设计书面材料				
资讯与参考					
决策与计划					
实施步骤与过程记录					
检查与评价	自我检查记录				
	结果记录				
文档清单	列出本人完成过程中涉及的所有文档				
	序号	文档名称		完成时间	负责人
	1				
	2				
	3				
	4				
	5				

步骤二：工作程序

计算机配餐应用软件基本操作步骤如下：

1. 输入配餐对象的基本信息

💡链接提示：配餐对象姓名、年龄、性别、身高、体重、劳动强度，以确定配餐对象的能量需求。

2. 确定能量及各营养素的需求量

💡链接提示：然后进行登录，查看配餐对象的能量及各营养素的需要量。

3. 进行营养食谱的设计

💡链接提示：分别在不同的餐别（早餐、中餐、晚餐）中，按食物类别进行食物种类的选择，同时确定每类食物的数量。

4. 计算机运行得到初级食谱

设计完成食谱后，可得到食谱报告，填写到表 6-12 中。

表 6-12　一日食谱

餐次	食物名称	原料/用量
早餐		
午餐		
晚餐		

5. 设计食谱的评价

💡 链接提示：所设计食谱的评价包括能量和营养素的评价、三大产能营养素的功能评价、三餐能量分配情况评价、蛋白质来源评价、钙的来源评价、铁的来源评价等。如果所设计食谱不尽如人意，可往前退回，对食谱进行调整。食谱设计及评价的每一个操作面都可任意后退，操作方便。

6. 完成食谱的最终报告(表 6-13)

表 6-13　最终一日食谱

餐次	食物名称	原料/用量
早餐		
午餐		
晚餐		

🔆 **链接提示**：进行食谱的调整，满意后可完成食谱的最终报告，打印出来。当然，具体不同的计算机配餐应用软件，其具体操作步骤不同，并且这类软件的功能越来越全面、强大，可自行购买或设计使用。

步骤三：检查

根据高原环境人群营养食谱设计的方法和步骤对工作过程与结果进行检查。

 小贴士

按以上流程完成高原环境人群的食谱编制，小组内做好分工，对计算结果进行核算，保证数据准确无误。

步骤四：评估

小组内成员根据各自的任务实施过程中和结果完成情况互相打分，评价结果呈现形式见表 6-14，教师评价结果呈现形式见表 6-15。

表 6-14 组内互评表

任务名称	高原环境人群食谱设计			验收结论		
验收负责人				验收时间		
验收对象						
任务要求	请为一支驻扎在高海拔地区的部队的官兵设计一日食谱，部队成员绝大多数是18岁以上男性青壮年，标准体重，平时会有一定强度的训练（中体力劳动强度）。要求采用计算机软件法完成食谱编制，每人独立完成一日食谱，并小组讨论，形成最终完整的食谱设计书面材料					
实施方案确认						
文档清单	接收本任务完成过程中涉及的所有文档					
文档清单	序号	文档名称			接收时间	接收人
文档清单	1					
文档清单	2					
文档清单	3					
文档清单	4					
文档清单	5					
验收评分	配分表					
验收评分	考核项目				配分	得分
验收评分	素质考评	工作纪律			20	
验收评分	素质考评	团队合作			20	
验收评分	实操考评	计算机营养配餐软件操作			40	
验收评分	实操考评	高原环境人群食谱最终确定			20	
效果评价						

表 6-15 教师评价表

任务名称	高原环境人群食谱设计	验收结论	
验收教师		验收时间	
验收对象			
任务要求	请为一支驻扎在高海拔地区的部队的官兵设计一周食谱，部队成员绝大多数是18岁以上男性青壮年，标准体重，平时会有一定强度的训练（中体力劳动强度）。要求采用计算软件法完成食谱编制，每人独立完成一日食谱，并小组讨论，形成最终完整的食谱设计书面材料		

续表

实施方案确认				
文档清单	接收本任务完成过程中涉及的所有文档			
	序号	文档名称	接收时间	接收人
	1			
	2			
	3			
	4			
	5			
验收评分	配分表			
	考核项目		配分	得分
	素质考评	工作纪律	10	
		团队合作	10	
	实操考评	计算机营养配餐软件操作	40	
		高原环境人群食谱最终确定	20	
	知识考评	课上测试	20	
效果评价				

项目学习成果评价

依照本项目各个任务的完成情况，将自我评价和本项目中各个任务的组内互评、教师评价成绩呈现在表 6-16 中，得到综合成绩。

表 6-16 项目学习成果评价表

考评任务	自我评价	组内互评	教师评价	备注
任务一				
任务二				
任务三				
项目平均值				
综合评价				

项目拓展

依照以上高原环境人群食谱设计项目和完成的一日食谱，进一步为驻扎部队制定一周食谱。

项目七　慢性病人群食谱设计

项目导读

营养是关乎身体健康的大事。现代人往往是高热量、高脂肪、低纤维素饮食，缺乏运动，不健康的生活习惯、生活方式，导致高血脂、高血压、肥胖症、糖尿病等慢性病。疾病会影响正常人的生理状态，改变他们的饮食习惯和结构。根据肥胖人群、糖尿病人群、高尿酸血症和痛风人群、高血压人群等这部分群体的疾病状况和特定的营养需要，结合一般人群食谱设计的基础，有针对性地进行食谱设计和补充，以期能更好地指导这部分有一定基础慢性病的群体能够合理膳食。本项目包括四个任务：任务一为肥胖人群食谱设计；任务二为糖尿病人群食谱设计；任务三为高尿酸血症和痛风人群食谱设计；任务四为高血压人群食谱设计。

学习目标

1. 知识目标

(1)掌握慢性病人群营养需求。

(2)掌握慢性病人群膳食指南相关知识。

(3)掌握慢性病人群食谱编制流程。

2. 能力目标

(1)能够为慢性病人群进行膳食指导。

(2)能够为慢性病人群设计食物和营养素目标。

(3)能够为慢性病人群制定合理的营养食谱。

3. 素质目标

(1)关爱弱势群体。

(2)具备精益求精的工匠精神。

(3)具有较强的集体意识和团队合作精神。

任务一 肥胖人群食谱设计

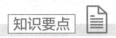

任务描述

请为一名 35 岁女性，身高为 160 cm，体重为 66 kg，中体力劳动者设计营养减肥食谱，要求采用计算法完成食谱编制，小组成员合作讨论，独立完成食谱编制，对食谱进行评价和调整，形成完整的食谱设计书面材料。对于该任务完成情况，主要依据组内互评（素质考评、实操考评）和教师评价（素质考评、实操考评、知识考评）两个方面进行评价。

任务引导

引导问题 1：如何判断一个人到底是不是肥胖？
引导问题 2：肥胖对身体有什么危害？
引导问题 3：对肥胖人群食谱进行编制时，需要注意哪些问题？

知识要点

一、肥胖的概念

肥胖是指一定程度的明显超重与脂肪层过厚，是体内脂肪，尤其是甘油三酯积聚过多而导致的一种状态。它不是指单纯的体重增加，而是体内脂肪组织积蓄过剩的状态。食物摄入过多或机体代谢的改变导致体内脂肪积聚过多，造成体重过度增长，并引起人体病理、生理改变。肥胖按发生的原因可分为遗传性肥胖、继发性肥胖和单纯性肥胖。

（1）遗传性肥胖：DNA 缺陷引起的家族性肥胖。遗传性肥胖主要指遗传物质（染色体、DNA）发生改变而导致的肥胖，常有家族性肥胖倾向。

（2）继发性肥胖：某种疾病引起，有明显的疾病因素。继发性肥胖主要是指脑垂体-肾上腺轴发生病变，内分泌紊乱或其他疾病、外伤引起的内分泌障碍而导致的肥胖。

（3）单纯性肥胖：能量摄入和消耗之间的不平衡。单纯性肥胖主要是指无内分泌疾病或找不出可能引起肥胖的特殊病因的肥胖症。单纯性肥胖者占肥胖病患者总人数的 95% 以上。

二、肥胖的判定标准和方法

目前，判定肥胖的常用方法有人体测量法、物理测量法及化学分析法三类。

1. 人体测量法

人体测量法包括对身高、体重、胸围、腰围、臀围和皮褶厚度等参数的测定。依据这些测量数据可以建立不同的判定标准和方法，但常用的有身高标准体重法、身体质量指数和皮褶厚度法三种方法。

(1)身高标准体重法。

$$肥胖度＝[实际体重(kg)－身高标准体重(kg)]/身高标准体重(kg)×100\%$$

这是 WHO 推荐的肥胖衡量方法。其判断标准如下：肥胖度＞10％为超重；20％～29％为轻度肥胖；30％～49％为中度肥胖；＞50％以上为重度肥胖。

(2)身体质量指数。

$$身体质量指数＝体重(kg)/身高(m)^2$$

身体质量指数是 WHO 推荐的成人的测量指标。其判断标准见表 7-1。该标准已被世界各国广泛采用。2002 年，世界卫生组织肥胖专家顾问组针对亚太地区人群的身体质量及其与肥胖有关疾病的特点，提出亚洲成年人身体质量指数的判定标准，但这一标准很少有人采用。为了便于进行国家之间的相互比较，各国多推荐使用 WHO 对成人身体质量指数的分级标准。

表 7-1　成人超重和肥胖的身体质量指数判断标准　　　　kg/m²

分类	WHO	亚洲	中国肥胖问题工作组
体重过低	＜18.5	＜18.5	＜18.5
正常范围	18.5～24.9	18.5～22.9	18.5～23.9
超重	≥25	≥23	24.0～27.9
肥胖前期	25～29.9	23～24.9	≥28(肥胖)
一度肥胖	30～34.9	25～29.9	
二度肥胖	35～39.9	≥30	
三度肥胖	≥40		

(3)皮褶厚度法。测量仪器为皮褶厚度测量仪或皮褶计。测量部位有肩胛下角部、上臂肱三头肌、腹部脐旁 1 cm 处、髂骨上嵴等。其中前 3 个部位可分别代表个体肢体、躯干和腰腹等部分的皮下脂肪堆积情况。皮褶厚度一般需要与身高标准体重结合起来判定。判定方法如下：凡肥胖度≥20％，两处的皮褶厚度≥80％，或其中一处皮褶厚度≥95％者为肥胖，凡肥胖度＜10％，无论两处的皮褶厚度如何，均为正常体重。

2. 物理测量法

物理测量法是指根据物理学原理测量人体成分，进而推算出体脂含量的测量方法。这类方法包括全身电传导、生物电阻抗分桥、双能 X 线吸收、计算机控制的断层扫描和核磁共振扫描。其中后 3 种方法费用相当高，但可测量骨骼质量及体脂在体内和皮下的分布。

3. 化学分析法

化学分析法的理论依据是中性脂肪不结合水和电解质，因此机体的组织成分以无脂的成分为基础来计算。该方法有一个前提，即假设人体去脂体质成分是恒定的，那么通过分析其中一种组分(如水、钾或纳)的量就可以估计去脂体质的量，然后用体重减去去脂体质的量就得到体脂的重量。化学测定法包括稀释法、40K 计数法、尿肌酐测定法。体脂测定结果的判定：男性＞25％、女性＞30％可诊断为肥胖。

三、肥胖与相关疾病

现有的研究已表明，肥胖不仅本身是一种疾病，还与其他多种疾病的发生密切相关。肥胖是影响冠心病发病和死亡的一个独立危险因素。肥胖症患者往往有高血压、高血脂和葡萄糖耐量异常。值得注意的是，中心性肥胖症患者要比全身性肥胖者具有更高的疾病危险。当身体质量指数只有轻度升高而腰围较大，冠心病的患病率和死亡率就增加。肥胖与许多慢性病有关，因而控制肥胖是减少慢性病发病率和病死率的一个关键因素。

1. 高血压

随着身体质量指数的增加，收缩压和舒张压水平也较高。对我国 24 万人群的资料分析显示，身体质量指数≥24 者的高血压患病率是身体质量指数在 24 以下者的 2.5 倍；身体质量指数≥28 者的高血压患病率是身体质量指数在 24 以下者的 3.3 倍。一些减轻体重的试验表明，经减重治疗后，收缩压和舒张压也随平均值的下降而降低。

肥胖者的高血压患病率高。肥胖持续时间越长，发生高血压的危险性越大（特别是女性）。当通过控制饮食和加强运动使体重降低时，血容量、心排血量和交感神经活动下降，血压也随之降低。超重和肥胖引发高血压的机制可能与胰岛素抵抗代谢综合征有关。

2. 2 型糖尿病

体重超重、肥胖和腹部脂肪蓄积是 2 型糖尿病发病的重要危险因素。肥胖持续的时间越长，发生 2 型糖尿病的危险性越大。中心型脂肪分布比全身型脂肪分布的人患糖尿病的危险性更大。我国人群调查数据显示，身体质量指数≥24 者的 2 型糖尿病的患病率是身体质量指数在 24 以下者的 2.0 倍；身体质量指数≥28 者的 2 型糖尿病患病率是身体质量指数在 24 以下者的 3.0 倍。男性和女性腰围分别≥85 cm 和≥80 cm 时，糖尿病的患病率分别为腰围正常者的 2～2.5 倍。另外，儿童、青少年时期开始肥胖、18 岁后体重持续增加和腹部脂肪堆积者患 2 型糖尿病的危害性更大。

肥胖患者的胰岛素受体数减少和受体缺陷，因而出现胰岛素抵抗和空腹胰岛素水平较高的现象，并对葡萄糖的转运、利用和蛋白质合成产生影响。

3. 血脂异常

根据我国人群调查数据，身体质量指数≥24 者的血脂异常（甘油三酯≥200 mg/100 mL）检出率为体质指数在 24 以下者的 2.5 倍；身体质量指数≥28 者的血脂异常检出率为身体质量指数在 24 以下者的 3.0 倍，腰围超标者高甘油三酯血症的检出率为腰围正常者的 2.5 倍。

4. 心血管疾病

流行病学研究显示，肥胖是心血管疾病发病和死亡的独立危险因素。身体质量指数与心血管疾病发生呈正相关。高血压、糖尿病和血脂异常都是冠心病和其他动脉粥样硬化性疾病的重要危险因素，而超重和肥胖导致这些危险因素聚集，大大促进了动脉粥样硬化的形成。

5. 脑卒中

我国脑卒中的发病率较高。脑动脉粥样硬化是脑卒中的病理基础，其发病危险因素与冠心病很相似。超重肥胖导致的危险因素聚集是导致缺血型卒中增高的原因之一。

6. 癌症

长期的流行病学研究显示，与内分泌有关的癌症如乳腺癌、子宫内膜癌、卵巢癌、宫颈癌、前列腺癌及某些消化系统癌症如结肠直肠癌、胆囊癌、胰腺癌和肝癌的发病率与超重和肥胖存在正相关，但究竟是肥胖本身还是促进体重增长的膳食成分（如脂肪）与癌症的关系更为重要，尚需要进一步研究。

7. 其他疾病

肥胖还与其他多种疾病有关，如内分泌及代谢紊乱、脂肪肝、骨关节病和痛风等的发生都与肥胖有联系。

四、肥胖人群的营养原则

1. 控制总能量的摄入

减少能量摄入，使能量代谢呈现负平衡是肥胖人群饮食最重要的原则。减少能量应循序渐进，切忌骤然降低至最低水平以下，且能量降低要适量。减少能量要以必须保证人能从事正常的活动为原则。

2. 严格限制脂肪的摄入

脂肪应占总能量的 20%～25%，不宜超过 30%；每日膳食胆固醇供给量以少于 300 mg 为宜。

3. 适当减少碳水化合物的摄入

膳食中的碳水化合物消化快，容易造成饥饿感，对减肥不利。适当降低碳水化合物的比例，但过低可能诱发机体出现因脂肪氧化过度引起的酮症。一般碳水化合物提供能量不低于总能量的 50%为宜，主要需限制简单糖的摄入，增加膳食纤维的摄入。

4. 保证蛋白质的摄入

为了维持蛋白质平衡，应保证膳食中有足够的蛋白质。由于总能量的下降，可以适当提高蛋白质的供能比。但过高的蛋白质摄入容易加重肝肾负担。在蛋白质的选择中，动物性蛋白质可占总蛋白质的 50%左右，以鱼类、海产品、禽类及瘦肉为佳。

5. 改掉不良的饮食习惯和行为

肥胖者应改掉暴饮暴食、饮食无规律、挑食偏食、喜好零食及洋快餐等不良饮食习惯，戒烟酒。

 思考小常识

通过观看"如何减肥？"短视频，可以明白如果某一餐吃了较多的高能量食物，其他餐次应该适当减少主食和动物性食物的摄入，增加新鲜蔬菜和水果的摄入，同时适当增加运动量。关于肥胖的危害及营养原则，让我们认识到要有计划地来保持体重。在控制体重方面，如何通过饮食来平衡？哪些该吃？哪些不该吃？同学们应该怎么做？

如何减肥？

五、知识要点测试

知识要点测试

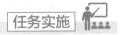

步骤一：工作准备

准备计算器、《中国居民膳食营养素参考摄入量》、食物成分表。将个人的信息及相关内容填在任务工单中（表7-2）。

中国居民膳食
营养素参考摄入量

食物成分表

表 7-2　任务工单

任务名称	肥胖人群食谱设计		指导教师		
学号			班级		
组员姓名			组长		
任务要求	请为一名35岁女性，身高为160 cm，体重为66 kg，中体力劳动者设计营养减肥食谱，要求采用计算法完成食谱编制，小组成员合作讨论，并独立完成食谱编制，对食谱进行评价和调整，形成完整的食谱设计书面材料				
资讯与参考					
决策与计划					
实施步骤与过程记录					
检查与评价	自我检查记录				
	结果记录				
文档清单	列出本人完成过程中涉及的所有文档				
	序号	文档名称		完成时间	负责人
	1				
	2				
	3				
	4				
	5				

步骤二：工作程序

参照项目五中任务一"孕妇、乳母食谱设计"的工作程序完成。

1. 了解目标人群的年龄、性别、职业、身高、体重等基本情况

2. 能量供给量的确定

3. 宏量营养素每餐目标的确定

4. 主食品种、数量的确定

5. 副食品种、数量的确定

6. 初级食谱的确定(表 7-3)

表 7-3　一日食谱

餐次	食物名称	原料/用量
早餐		
午餐		
晚餐		

7. 食谱的评价与调整

8. 最终一日食谱的确定(表 7-4)

表 7-4　最终一日食谱

餐次	食物名称	原料/用量
早餐		
午餐		
晚餐		

步骤三：检查

根据肥胖人群营养食谱设计的方法和步骤对工作过程与结果进行检查。

 小贴士

　　按以上流程完成肥胖人群营养食谱的编制，小组内做好分工，对计算结果进行核算，保证数据准确无误。

步骤四：评估

　　小组内成员根据各自的任务实施过程和结果完成情况互相打分，评价结果呈现形式见表 7-5，教师评价结果呈现形式见表 7-6。

表 7-5　组内互评表

任务名称	肥胖人群食谱设计	验收结论	
验收负责人		验收时间	
验收对象			
任务要求	请为一名 35 岁女性，身高为 160 cm，体重为 66 kg，中体力劳动者设计营养减肥食谱，要求采用计算法完成食谱编制，小组成员合作讨论，并独立完成食谱编制，对食谱进行评价和调整，形成完整的食谱设计书面材料		
实施方案确认			

文档清单	接收本任务完成过程中涉及的所有文档			
	序号	文档名称	接收时间	接收人
	1			
	2			
	3			
	4			
	5			
验收评分	配分表			
	考核项目		配分	得分
	素质考评	工作纪律	20	
		团队合作	20	
	实操考评	肥胖人群食谱的初步确定	20	
		食谱的评价与调整	20	
		肥胖人群食谱的最终确定	20	
效果评价				

表 7-6 教师评价表

任务名称	肥胖人群食谱设计		验收结论		
验收教师			验收时间		
验收对象					
任务要求	请为一名 35 岁女性，身高为 160 cm，体重为 66 kg，中体力劳动者设计营养减肥食谱，要求采用计算法完成食谱编制，小组成员合作讨论，并独立完成食谱编制，对食谱进行评价和调整，形成完整的食谱设计书面材料				
实施方案确认					
文档清单	接收本任务完成过程中涉及的所有文档				
	序号	文档名称	接收时间	接收人	
	1				
	2				
	3				
	4				
	5				
验收评分	配分表				
	考核项目		配分	得分	
	素质考评	工作纪律	10		
		团队合作	10		
	实操考评	肥胖人群食谱的初步确定	20		
		食谱的评价与调整	20		
		肥胖人群食谱的最终确定	20		
	知识考评	课上测试	20		
效果评价					

任务二　糖尿病人群食谱设计

任务描述

　　请为一名糖尿病人，42 岁办公室职员，女性，身高为 158 cm，体重为 56 kg，设计一日的食谱，要求采用食物交换份法完成食谱编制，小组成员合作讨论，并独立完成一天的食谱编制，将小组内各个食谱组合完成一周的食谱，形成完整的食谱设计书面材料。对于该任务完成情况，主要依据组内互评（素质考评、实操考评）和教师评价（素质考评、实操考评、知识考评）两个方面进行评价。

任务引导

　　引导问题 1：如何判定糖尿病？
　　引导问题 2：糖尿病的危害是什么？
　　引导问题 3：糖尿病人群的食谱编制注意的营养要求是什么？

知识要点

一、糖尿病的概念和分类

　　糖尿病是一种以高血糖为特征的代谢性疾病。它是一种非常古老的疾病，伴随人类历史进展的全过程。早在 7 000 年前，古埃及已有记载，在古中国称之为"消渴症"。世界卫生组织将糖尿病分为 1 型糖尿病、2 型糖尿病和其他类型糖尿病三种。其中约 90% 的妊娠糖尿病患者在分娩后即可痊愈，1 型和 2 型糖尿病则相对更加常见。

1. 1 型糖尿病（原发性糖尿病）

　　胰岛素依赖型糖尿病又称幼年型糖尿病，占少数。易发生酮症酸中毒，新生儿、超重儿应该注意。发病年龄多为 30 岁以下，更多在 20 岁以下，患者体内胰岛素减少，必须依赖外源性胰岛素，否则酮症酸中毒且发病急，"三多一少"症明显。该类患者占糖尿病病人总数的 5%～10%。

2. 2 型糖尿病（原发性糖尿病）

　　非胰岛素依赖型占 95% 左右，中老年居多。发病年龄多在 40 岁以上，并常伴有肥胖。患者体内胰岛素分泌数量并不少，但效应较差，平时不用胰岛素治疗一般不出现酮症酸中毒，发病缓慢，"三多一少"症状多不明显，多为在治疗其他疾病时被发现。该类患者占糖尿病患者总数 80%～90%。全球性糖尿病患者数迅速增加主要是该型患者，发病原因与遗传因素、文化背景及不合理的膳食结构、不良饮食习惯、烟酒等消费增加、体力活动减少和肥胖有关。

3. 其他类型糖尿病(继发性糖尿病)

孕期、感染、药物、疾病等，如妊娠糖尿病是指在妊娠期才发现或才被诊断的糖尿病或糖耐量异常。怀孕期胰岛素分泌增多，循环血中胰岛素水平增加，使孕妇空腹血糖值低于非孕妇，但糖耐量试验时血糖增高幅度大且回复延缓，致糖耐量异常及妊娠糖尿发生率升高。

二、糖尿病的判定标准

血糖是指血液中的葡萄糖。其正常水平是相对恒定的，一般以 mmol/L 表示。正常人摄取碳水化合物经消化后变成葡萄糖被小肠收入血液。通过胰岛素的作用，血液中葡萄糖一部分转运到细胞内以糖原形式储存起来，部分被全身组织利用、放出热量供人体所需；还有部分血糖转变成脂肪储存起来。

糖尿病患者则是胰岛素分泌减少或胰岛素利用降低，使糖原分解增多、合成减少，血糖利用减少等原因发生高血糖。正常人在空腹血糖值为 3.8～6.1 mmol/L；空腹血糖值为 6.1～7.0 mmol/L，为空腹血糖受损；空腹血糖高于 7.0 mmol/L，随机血糖大于 11.1 mmol/L 则为糖尿病危险人群；餐后两小时的血糖正常值应该低于 7.8 mmol/L，餐后 2 小时血糖在 7.8～11.1 mmol/L 为葡萄糖耐量低下，如果高于 11.1 mmol/L，则为可疑人群。

三、糖尿病的特征和危害

糖尿病的典型特征是"三多一少"。

1. 多尿、多饮、多吃

糖尿病病人因血糖过高，肾小球滤液中的葡萄糖不能完全被肾小管重吸收，以至形成渗透性利尿，故糖尿病人尿量增加，每日可达 3 000～6 000 mL。

尿中失去大量葡萄糖，需从体外补充，加上体内葡萄糖利用障碍，引起饥饿反应，故出现多食。有 2 型糖尿病病人食欲亢进，主要是由于葡萄糖不能被利用。葡萄糖是维持生命所需能量的主要来源，脑、心肌和骨骼肌等组织主要靠葡萄糖供能以维持功能和活动。胰岛素不足使组织对葡萄糖的利用减少，血葡萄糖虽升高而细胞处于半饥饿状态。多食的程度与血葡萄糖和尿糖量呈正相关，即血糖越高，尿量越多，饥饿感越明显，吃得就越多。

2. 体重减少

约半数糖尿病病人出现体重下降。其特点是在体力活动未增加的情况下出现体重下降。体重下降的同时常伴有乏力。体内胰岛素不足，葡萄糖不能充分利用，使脂肪和蛋白质分解加速，结果体内碳水化合物、蛋白质及脂肪均大量消耗，使体重减轻或出现体型消瘦。病人的体重可在短时期内迅速下降达 5～10 kg。

由胰岛素绝对或相对(效应差)不足和(或)胰岛素抵抗而引起慢性高血糖为共同特征的常见的内分泌代谢综合征，除碳水化合物外，尚有蛋白质、脂肪、水和电解质代谢异常。糖尿病导致人体免疫力下降，易感染，眼睛易患白内障，易患糖尿病肾病、糖尿病足等并发症。

由糖尿病引起的死亡人数仅次于心脑血管疾病、恶性肿瘤，因此糖尿病被称为"第三杀手"。外国也称其为"沉默的杀手"。糖尿病已经成为继心血管疾病和恶性肿瘤之后的第三大非传染性疾病。

四、糖尿病的营养原则

1. 控制总能量的摄入

糖尿病人应经常进行体重监测，保持适宜体重。既要防止能量过低出现酮血症、低血糖，也要防止能量过高导致血糖难以控制。

2. 合理控制碳水化合物

糖尿病人的碳水化合物摄入量应占总能量的50%～60%。一般来说，每日碳水化合物的摄入量可在250～300 g，肥胖患者应在150～200 g。

3. 严格控制脂肪和胆固醇的摄入

糖尿病人代谢异常，脂肪的不合理摄取容易导致脂肪肝、心血管疾病或产生酸中毒，所以，脂肪的供能应占总能量的25%～30%。糖尿病人比常人更易患动脉粥样硬化，因此饮食中胆固醇的含量每天应低于300 mg。

4. 增加膳食纤维的摄入

膳食纤维的存在可以延缓葡萄糖的吸收时间，有降低血糖和改善糖耐量的作用。建议每日膳食纤维的摄入量为30～40 g。

5. 保证丰富的维生素和矿物质

糖尿病人应多食用富含维生素C、维生素A、B族维生素的食物，必要时可服用补充制剂。

6. 不饮酒和咖啡因饮料

酒精也能提供能量，过量饮用容易使糖尿病人能量摄入失控，因此一般糖尿病人不宜饮酒。病人服用降糖药后饮酒易出现心慌、气短，甚至低血糖的症状。

7. 定时定量进餐或少吃多餐

定时定量进餐或少吃多餐对于糖尿病人来讲都不失为一种良好的饮食习惯。既可以使血糖维持基本水平，也有利于减缓葡萄糖在肠道的吸收，增加胰岛素的释放。

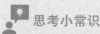 思考小常识

通过观看"糖尿病饮食指导"短视频，我们应该初步了解糖尿病人应该如何吃。据世界卫生组织统计数据显示：中国是名副其实的"糖尿病大国"，患病人数达1.3亿，且每年都有数百万人因糖尿病死亡。党的二十大报告提出要推进健康中国建设。人民健康是民族昌盛和国家富强的重要标志，要完善国民健康政策，为人民群众提供全方位全周期健康服务。作为食品营养相关专业的学生，我们也要更多关注我国国民健康现状。

糖尿病饮食指导

五、知识要点测试

知识要点测试

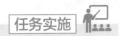

中国居民膳食
营养素参考摄入量

步骤一：准备工作

准备计算器、《中国居民膳食营养素参考摄入量》、食物成分表。将个人的信息及相关内容填在任务工单中（表 7-7）。

表 7-7　任务工单

任务名称	糖尿病人群食谱设计		指导教师	
学号			班级	
组员姓名			组长	
任务要求	请为一名糖尿病人，42 岁办公室职员，女性，身高为 158 cm，体重为 56 kg，设计一日的食谱，要求采用食物交换份法完成食谱编制，小组成员合作讨论，并独立完成一天的食谱编制，将小组内各个食谱组合完成一周的食谱，形成完整的食谱设计书面材料			
资讯与参考				
决策与计划				
实施步骤与过程记录				
检查与评价	自我检查记录			
	结果记录			
文档清单	列出本人完成过程中涉及的所有文档			
	序号	文档名称	完成时间	负责人
	1			
	2			
	3			
	4			
	5			

步骤二：工作程序

参照项目五任务二"婴幼儿、儿童食谱设计"的工作程序完成。

1. 确定糖尿病人的营养素供给量，并利用表 5-14 确定每日所需要的交换份数

2. 根据确定的各类食物交换份数，确定具体食物种类，并确定每种食物的质量

3. 根据糖尿病人的营养原则，对照所选择的食物进行调整

4. 将所选择的食物编制成一日食谱（表 7-8）

表 7-8　一日食谱

餐次	食物名称	原料/用量
早餐		
加餐		
午餐		
加点		
晚餐		

5. 利用食物交换份法，重复以上工作程序，完成一周的食谱编制(表 7-9)

表 7-9　一周食谱

星期	餐次	食物名称	原料/用量
一	早餐		
	加餐		
	午餐		
	加点		
	晚餐		
二	早餐		
	加餐		
	午餐		
	加点		
	晚餐		
三	早餐		
	加餐		
	午餐		
	加点		
	晚餐		
四	早餐		
	加餐		
	午餐		
	加点		
	晚餐		
五	早餐		
	加餐		
	午餐		
	加点		
	晚餐		
六	早餐		
	加餐		
	午餐		
	加点		
	晚餐		
日	早餐		
	加餐		
	午餐		
	加点		
	晚餐		

步骤三：检查

根据食物交换份法食谱编制流程和糖尿病人的营养原则对工作过程与结果进行检查。

 小贴士

　　按以上流程完成糖尿病人群营养食谱的编制，小组内做好分工，对计算结果进行核算，保证数据准确无误。

步骤四：评估

　　小组内成员根据各自的任务实施过程和结果完成情况互相打分，评价结果呈现形式见表 7-10，教师评价结果呈现形式见表 7-11。

表 7-10　组内互评表

任务名称	糖尿病人群食谱设计		验收结论		
验收负责人			验收时间		
验收对象					
任务要求	请为一名糖尿病人，42 岁办公室职员，女性，身高为 158 cm，体重为 56 kg，设计一日的食谱，要求采用食物交换份法完成食谱编制，小组成员合作讨论，并独立完成一天的食谱编制，将小组内各个食谱组合完成一周的食谱，形成完整的食谱设计书面材料				
实施方案确认					
文档清单	接收本任务完成过程中涉及的所有文档				
	序号	文档名称		接收时间	接收人
	1				
	2				
	3				
	4				
	5				
验收评分	配分表				
	考核项目			配分	得分
	素质考评	工作纪律		20	
		团队合作		20	
	实操考评	食物交换份法相关表格查阅能力		20	
		糖尿病人群食谱的一日食谱确定		20	
		糖尿病人群食谱的一周食谱确定		20	
效果评价					

表 7-11　教师评价表

任务名称	糖尿病人群食谱设计		验收结论	
验收教师			验收时间	
验收对象				
任务要求	请为一名糖尿病人，42岁办公室职员，女性，身高为 158 cm，体重为 56 kg，设计一日的食谱，要求采用食物交换份法完成食谱编制，小组成员合作讨论，并独立完成一天的食谱编制，将小组内各个食谱组合完成一周的食谱，形成完整的食谱设计书面材料			
实施方案确认				
文档清单	接收本任务完成过程中涉及的所有文档			
	序号	文档名称	接收时间	接收人
	1			
	2			
	3			
	4			
	5			
验收评分	配分表			
	考核项目		配分	得分
	素质考评	工作纪律	10	
		团队合作	10	
	实操考评	食物交换份法相关表格查阅能力	20	
		糖尿病人群食谱的一日食谱确定	20	
		糖尿病人群食谱的一周食谱确定	20	
	知识考评	课上测试	20	
效果评价				

任务三　高尿酸血症和痛风人群食谱设计

任务描述

　　请为一名 45 岁的痛风患者，男性，身高为 170 cm，体重为 72 kg，中体力劳动者，无其他严重慢性疾病，设计一份合理的一周食谱，要求采用计算法和食物交换份法完成食谱编制，小组成员合作讨论，每人独立完成一周的食谱编制，形成完整的食谱设计书面材料。对于该任务完成情况，主要依据组内互评(素质考评、实操考评)和教师评价(素质考评、实操考评、知识考评)两个方面进行评价。

引导问题 1：如何判定高尿酸血症和痛风人群？

引导问题 2：高尿酸血症和痛风的危害是什么？

引导问题 3：高尿酸血症和痛风人群的食谱编制注意的营养要求是什么？

知识要点 📄

一、高尿酸血症和痛风的概念

高尿酸血症是指嘌呤代谢障碍引起的代谢性疾病，与痛风密切相关，并且是糖尿病、代谢综合征、血脂异常、慢性肾脏病和脑卒中等疾病发生的独立危险因素。

痛风是指一种由尿酸盐沉积所致的晶体相关性关节病，与嘌呤代谢紊乱或尿酸排泄减少所致的高尿酸血症直接相关，属代谢性疾病范畴。常表现为急性发作性关节炎、痛风石形成、痛风石性慢性关节炎、尿酸盐肾病和尿酸性尿路结石等，重者可出现关节残疾和肾功能不全。痛风者可出现关节破坏、肾功能受损，也常伴随代谢综合征的其他表现，如腹型肥胖、血脂异常、2 型糖尿病及心血管疾病等。痛风是一种嘌呤代谢紊乱或尿酸排泄减少，导致尿酸及其盐在血液和组织中过多，使脚或手的关节产生疼痛性肿胀的一种代谢性综合征。80％以上是男性患者，且集中在 40 岁以上，女性在绝经后也好发病。

痛风的临床表现主要包括无症状的高尿酸血症、急性痛风性关节炎（患者关节的包细胞内含有尿酸钠晶体痛风石）、慢性砂砾性痛风、皮下痛风结石、慢性痛风性关节炎、慢性痛风性肾炎等。痛风可分为原发性和继发性两种。原发性痛风有明显的家族遗传倾向，并与其他具有遗传倾向的代谢性疾病，如肥胖、高脂血症、高血压、动脉硬化、冠心病等聚集发生，也与环境因素及生活方式密切相关；继发性痛风是由于其他疾病引起的体内尿酸生成过多或尿酸排出减少。

痛风首先在西方富有的学者、名人中发现，被称为"富贵病"。在我国，2004 年山东一项调查显示，山东沿海城市的痛风发病率高达 1.14％，10 年间上升了 10 倍。高尿酸血症是痛风最重要的诊断依据，但高尿酸血症患者只有出现尿酸结晶盐沉积、关节炎或肾病、肾结石等，才能称为痛风。尿酸盐结晶直接侵犯关节及肌腱，使关节运动受限，严重时造成肢体畸形和功能障碍。

痛风具有家族性发病的倾向，但大部分病例没有遗传史。饮食原因则是最显著影响痛风发生的因素之一。暴饮暴食、酗酒、食入富含嘌呤食物过多是痛风性关节炎急性发作的常见原因。社会经济状况的改善，肥胖、高血压等代谢疾病患病率增加，也使痛风的患病率增加。

二、高尿酸血症和痛风症的判定标准

高尿酸血症诊断标准：通常饮食状态下，2 次采集非同日的空腹血，以尿酸酶法测定血尿酸值，男性高于 420 $\mu mol/L$ 者或女性高于 360 $\mu mol/L$ 者。目前该病有年轻化趋势，一般体检血尿酸含量超过 420 $\mu mol/L$ 可诊断为高尿酸血症。单纯高尿酸血症，血液尿酸值在 535 $\mu mol/L$ 以下的患者不需要药物治疗，但应控制饮食。

对于痛风的诊断标准，首先患者要有突然出现或持续至少一个关节的剧烈疼痛、肿胀，患处压痛，皮肤发热、红肿，同时要进行血尿酸测定水平、影像学检查，进行综合的判断。如果患者既往有高尿酸血症，突然间出现第一趾指、脚踝或指间关节的红肿热痛，这种情况可判断为痛风。

三、高尿酸血症和痛风人群的膳食选择

痛风患者的食物选择以嘌呤含量低及能排除尿酸为主，虽然目前已不提倡长期采用严格的限制嘌呤的膳食，但日常生活中应尽量少食高嘌呤食物，多食碱性食物。常见食物的嘌呤含量见表 7-12。

表 7-12　常见食物的嘌呤含量表　　　　　　　　　　mg/100 g

食物	含量	食物	含量	食物	含量	食物	含量	食物	含量
谷薯类		豆类及豆制品		蔬菜类		肉类		水产类	
白米	18.1	黄豆	166.5	白菜	12.6	瘦猪肉	122.5	海参	4.2
糯米	17.7	黑豆	137.4	菠菜	23.0	牛肉	83.7	虾	137.7
小米	6.1	绿豆	75.1	卷心菜	12.4	羊肉	111.5	螃蟹	81.6
糙米	22.4	红豆	53.2	空心菜	17.5	鸡肉	140.3	乌贼	87.9
面粉	17.1	豌豆	75.7	芹菜	10.3	肝	233.0	海蜇皮	9.3
米粉	11.1	豆干	66.6	菜花	20.0	脑	175.0	鳗鱼	113.1
马铃薯	5.6	豆芽菜	14.6	雪里蕻	24.4	肾	132.6	鳝鱼	92.8
玉米	9.4	四季豆	29.7	韭菜	25.0	肚	132.4	鲤鱼	137.1
麦片	24.4	硬果/干果类		西葫芦	7.2	猪肺	138.7	草鱼	140.2
高粱	9.7	瓜子	24.5	冬瓜	2.8	小肠	262.2	鲢鱼	202.4
甘薯	2.4	杏仁	31.7	苦瓜	11.3	鸡肝	293.5	牡蛎	239.0
水果类		栗子	34.6	丝瓜	11.4	鸭肝	301.5	白带鱼	291.6
橙	1.9	花生	32.4	茄子	14.3	牛肚	79.0	沙丁鱼	295.0
橘	2.2	核桃	8.4	青椒	8.7	浓肉汤	160.0～400.0	凤尾鱼	363.0
梨	0.9	红枣	8.2	萝卜	7.5	蛋/奶类		鱼丸	63.2
苹果	0.9	黑芝麻	57.0	胡萝卜	8.0	鸡蛋(1个)	0.4	小鱼干	1 638.9
西瓜	1.1	葡萄干	5.4	蘑菇	28.4	牛奶	1.4		
桃	1.3	木耳	8.8	番茄	4.3	奶粉	15.7		
香蕉	1.2	茶	2.8	南瓜	2.8	鸡蛋白	3.7		
哈密瓜	4.0			洋葱	3.5	鸡蛋黄	2.6		

为了使用上的方便，一般将食物按嘌呤含量分为三类。在急性期，嘌呤摄入量应控制

在 150 mg/d 以内，对于尽快终止急性痛风性关节炎发作，加强药物疗效均是有利的。在急性发作期，宜选用第一类含嘌呤少的食物，以牛奶及其制品、蛋类、蔬菜、水果、细粮为主。在缓解期，可适量选含嘌呤中等量的第二类食物，如肉类食用量不超过 120 g/d，尤其不要集中一餐中进食过多。无论在急性或缓解期，均应避免含嘌呤高的第三类食物。三类划分标准如下。

1. 第一类含嘌呤较少，每 100 g 含量＜50 mg

(1)谷薯类：大米、米粉、小米、糯米、大麦、小麦、挂面、面条、面包、馒头、麦片、白薯、马铃薯、芋头、荞麦、富强粉、面粉、通心粉。

(2)蔬菜类：白菜、卷心菜、芥菜、芹菜、青菜叶、空心菜、芥蓝菜、茼蒿菜、韭菜、黄瓜、苦瓜、冬瓜、南瓜、丝瓜、西葫芦、菜花、茄子、豆芽菜、青椒、萝卜、胡萝卜、洋葱、番茄、莴苣、泡菜、咸菜、葱、姜、蒜头、鲜蘑、四季豆、菠菜。

(3)水果类：橙、橘、苹果、梨、桃、西瓜、哈密瓜、香蕉、苹果汁、果冻、果干、糖、糖浆、果酱。

(4)乳类：鸡蛋、鸭蛋、皮蛋、牛奶、奶粉、奶酪、酸奶、炼乳。

(5)硬果及其他：猪血、猪皮、海参、海蜇皮、海藻、红枣、葡萄干、木耳、蜂蜜、瓜子、杏仁、栗子、莲子、花生、核桃仁、花生酱、枸杞、茶、咖啡、碳酸氢钠、巧克力、可可、油脂。

2. 第二类含嘌呤较高，每 100 g 含 50～150 mg

米糠、麦麸、麦胚、粗粮、绿豆、红豆、花豆、豌豆、菜豆、豆腐干、豆腐、青豆、黑豆。

猪肉、牛肉、小牛肉、羊肉、鸡肉、兔肉、鸭、鹅、鸽、火鸡、火腿、牛舌。

鳝鱼、鲤鱼、草鱼、鲑鱼、黑鲳鱼、大比目鱼、鱼丸、虾、龙虾、乌贼、螃蟹、鲜豌豆、昆布。

3. 第三类含嘌呤高的食物，每 100 g 含 150～1 000 mg

猪肝、牛肝、牛肾、猪小肠、脑、胰脏、白带鱼、白立鱼、沙丁鱼、凤尾鱼、鲢鱼、鲱鱼、鲭鱼、小鱼干、牡蛎、蛤蜊、浓肉汁、浓鸡汤及肉汤、火锅汤、酵母粉。

四、高尿酸血症和痛风人群的营养原则

痛风症急性发作时要尽快终止其发作症状，尽快控制住急性痛风症性关节炎。要踊跃控制外源性嘌呤的摄入，减少尿酸的来源；用一切医治手段增进尿酸从体内排泄。对于继发性痛风症，要查清病因、踊跃对症、对因医治。通过饮食控制和药物医治，完全可以控制痛风症急性发作，阻止病情加重和发展，慢慢改善体内嘌呤代谢，降低血中尿酸的浓度，减少其沉积，避免并发症。原则为"三低一高"，即低嘌呤或无嘌呤饮食，可使血尿酸生成减少；低能量摄入，以消除超重或肥胖；低脂、低盐饮食；摄入水量高，以达到每日尿量 2 000 mL 以上为宜。

(1)限制嘌呤：正常嘌呤摄取量为 600～1 000 mg/d。患者应长期控制含嘌呤高的食物摄入。急性期应选用低嘌呤饮食，每天摄入的嘌呤量应限制在 150 mg 之内，宜选含嘌呤低的食物，禁用含嘌呤高的食物，如动物内脏、沙丁鱼、凤尾鱼、鲭鱼、小虾、扁豆、黄

豆、浓肉汤及菌藻类等。

(2)限制能量：痛风症与肥胖、糖尿病、高血压及高脂血症等关系密切。因痛风患者多伴有肥胖、高血压和糖尿病等，故应降低体重、限制能量，体重最好能低于理想体重15%。能量按照病情而定，一般为 1 500～1 800 kcal，切忌减重过快，应循序渐进，减重过快增进脂肪分解，易诱发痛风症急性发作。

(3)适量蛋白质和脂肪：标准体重时蛋白质可按每天 40～65 g 供给，以植物蛋白为主。动物蛋白可选用牛奶、鸡蛋。因牛奶、鸡蛋无细胞结构，不含核蛋白，可在蛋白质供给量允许的范围内选用。尽可能不选用肉类、禽类、鱼类等，如必须选用，可将少量瘦肉、禽肉等经煮沸弃汤后食用，每天肉类应限制在 100 g 之内。脂肪可减少尿酸正常排泄，应适当限制，控制在每天 50 g 左右。

(4)足量维生素和矿物质：供给充足 B 族维生素和维生素 C。多供给蔬菜、水果等成碱性食物，蔬菜 1 000 g/d，水果 400 g/d，碱性状态能提高尿酸盐溶解度，有利于尿酸排出。再则蔬菜和水果富含维生素 C，能增进组织内尿酸盐溶解。痛风症易归并高血压和高脂血症等疾病，应限制钠盐，通常 2～5 g/d。

(5)供给大量水分：多喝水，多选用含水分多的水果和食物，液体量维持在 2 000 mL/d 以上，最好能达到 3 000 mL/d，以保证尿量，增进尿酸的排出。肾功能不全时水分宜适量。

(6)禁用刺激性食物：禁用强烈香料及调味品，如酒和辛辣调味品。过去曾禁用咖啡、茶叶和可可，因成分中含有咖啡因、茶叶碱和可可碱。这 3 种物质在体内代谢中并非产生尿酸盐，也不在痛风石里沉积，故可适量选用。

对于高尿酸血症和慢性痛风人群，应给予平衡饮食，适当放宽嘌呤摄入的限制。但仍禁食含嘌呤较多的食物，限量选用含嘌呤在 75 mg/100 g 之内的食物，自由选食含嘌呤量少的食物。坚持减肥，维持理想体重；瘦肉煮沸去汤后与鸡蛋、牛奶互换利用。限制脂肪摄入，避免过度饥饿。平时养成多饮水的习惯，少用食盐和酱油。

思考小常识

痛风人群目前不在少数，痛风逼近年轻人的警示越来越受关注。痛风是一种尿酸盐结晶沉积所致的晶体相关性关节病。引发痛风的根本原因是高尿酸血症，以往痛风患者的年龄大多在 40～50 岁，但是现在 20 多岁的痛风患者很常见，这和年轻人的生活习惯、膳食结构密切相关。学生可以通过以上知识点和对痛风人群营养配餐的掌握，对身边有高尿酸血症或者痛风病史的人群进行引导，让他们建立健康的生活方式，调节饮食结构，以清淡饮食为主，多吃蔬菜，少盐限油，少吃高嘌呤的食物。

五、知识要点测试

知识要点测试

中国居民膳食　　　　食物成分表
营养素参考摄入量

步骤一：工作准备

准备计算器、《中国居民膳食营养素参考摄入量》、食物成分表。将个人的信息及相关内容填在任务工单中（表 7-13）。

表 7-13　任务工单

任务名称	高尿酸血症和痛风人群食谱设计		指导教师	
学号			班级	
组员姓名			组长	
任务要求	请为一名 45 岁的痛风患者，男性，身高为 170 cm，体重为 72 kg，中体力劳动者，无其他严重慢性疾病，设计一份合理的一周食谱，要求采用计算法和食物交换份法完成食谱编制，小组成员合作讨论，每人独立完成一周的食谱编制，形成完整的食谱设计书面材料			
资讯与参考				
决策与计划				
实施步骤与过程记录				
检查与评价	自我检查记录			
	结果记录			
文档清单	列出本人完成过程中涉及的所有文档			
	序号	文档名称	完成时间	负责人
	1			
	2			
	3			
	4			
	5			

步骤二：工作程序

参照本项目任务一"孕妇、乳母食谱设计"的工作程序，在食物种类和数量选择上要参照痛风人群的膳食选择和营养原则的要求来完成。

1. 确定目标人群的营养素供给量和配备食物

2. 宏量营养素每餐目标的确定

3. 主食品种、数量的确定

4. 副食品种、数量的确定

5. 初级食谱的确定(表 7-14)

表 7-14　一日食谱

餐次	食物名称	原料/用量
早餐		
午餐		
晚餐		

6. 食谱的评价与调整

7. 最终一日食谱的确定(表 7-15)

表 7-15　最终一日食谱

餐次	食物名称	原料/用量
早餐		
午餐		
晚餐		

8. 最终一周食谱的确定(表 7-16)

利用食物交换份法独立完成一周其他几天的食谱,参照项目五任务二"婴幼儿、儿童食谱设计"的工作程序完成。

表 7-16　一周食谱

星期	餐次	食物名称	原料/用量
一	早餐		
	加餐		
	午餐		
	加点		
	晚餐		
二	早餐		
	加餐		
	午餐		
	加点		
	晚餐		
三	早餐		
	加餐		
	午餐		
	加点		
	晚餐		
四	早餐		
	加餐		
	午餐		
	加点		
	晚餐		
五	早餐		
	加餐		
	午餐		
	加点		
	晚餐		
六	早餐		
	加餐		
	午餐		
	加点		
	晚餐		
日	早餐		
	加餐		
	午餐		
	加点		
	晚餐		

步骤三：检查

根据高尿素血症和痛风人群营养食谱设计的方法和步骤对工作过程与结果进行检查。

小贴士

　　按以上流程完成高尿酸血症和痛风人群营养食谱的编制，小组内做好分工，对计算结果进行核算，保证数据准确无误。

步骤四：评估

小组内成员根据各自的任务实施过程和结果完成情况互相打分，评价结果呈现形式见表 7-17，教师评价结果呈现形式见表 7-18。

表 7-17　组内互评表

任务名称	高尿酸血症和痛风人群食谱设计		验收结论		
验收负责人			验收时间		
验收对象					
任务要求	请为一名 45 岁的痛风患者，男性，身高为 170 cm，体重为 72 kg，中体力劳动者，无其他严重慢性疾病，设计一份合理的一周食谱，要求采用计算法和食物交换份法完成食谱编制，小组成员合作讨论，每人独立完成一周的食谱编制，形成完整的食谱设计书面材料				
实施方案确认					
文档清单	接收本任务完成过程中涉及的所有文档				
	序号	文档名称		接收时间	接收人
	1				
	2				
	3				
	4				
	5				
验收评分	配分表				
	考核项目			配分	得分
	素质考评	工作纪律		20	
		团队合作		20	
	实操考评	痛风人群食谱的初步确定		20	
		食谱的评价与调整		20	
		痛风人群一周食谱的最终确定		20	
效果评价					

表 7-18　教师评价表

任务名称	高尿酸血症和痛风人群食谱设计		验收结论	
验收教师			验收时间	
验收对象				
任务要求	请为一名 45 岁的痛风患者，男性，身高为 170 cm，体重为 72 kg，中体力劳动者，无其他严重慢性疾病，设计一份合理的一周食谱，要求采用计算法和食物交换份法完成食谱编制，小组成员合作讨论，每人独立完成一周的食谱编制，形成完整的食谱设计书面材料			
实施方案确认				
文档清单	接收本任务完成过程中涉及的所有文档			
	序号	文档名称	接收时间	接收人
	1			
	2			
	3			
	4			
	5			
验收评分	配分表			
	考核项目		配分	得分
	素质考评	工作纪律	10	
		团队合作	10	
	实操考评	痛风人群食谱的初步确定	20	
		食谱的评价与调整	20	
		痛风人群一周食谱的最终确定	20	
	知识考评	课上测试	20	
效果评价				

任务四　高血压人群食谱设计

任务描述

请为本项目中任务一的一名 35 岁女性，身高为 1.60 m，体重为 66 kg，中体力劳动者，中度高血压症状，设计营养食谱，要求采用计算机软件法完成食谱编制，小组成员合作讨论，并独立完成食谱编制，对食谱进行评价和调整，形成完整的食谱设计书面材料。对于该任务完成情况，主要依据组内互评（素质考评、实操考评）和教师评价（素质考评、实操考评、知识考评）两个方面进行评价。

任务引导

引导问题 1：如何判断一个人到底是不是有高血压症状？

引导问题 2：高血压对身体有什么危害？

引导问题 3：对高血压人群进行食谱编制时，需要注意哪些问题？

知识要点

一、高血压的概念

高血压是指体循环动脉收缩期和(或)舒张期血压持续增高，收缩压≥140 mmHg 和(或)舒张压≥90 mmHg 而导致的对健康产生不利影响或引发疾病的一种状态。

高血压是最常见的心血管病，是全球范围内的重大公共卫生问题，世界各国的患病率高达 10％～20％，不仅患病率高、致残率高、死亡率高，而且可引起心、脑、肾并发症，是冠心病、脑卒中和猝死的主要危险因素。临床上很多高血压病人常伴有糖尿病，而糖尿病也较多的伴有高血压，因此，将两者称为同源性疾病。其原因如下。

高血压与糖尿病可能存在共同的遗传基因，糖尿病人血管对具有升压作用的血管紧张素敏感，糖尿病易引起肾脏损害，肾脏受损害后可使血压升高。此外糖尿病人由于血糖增高，血黏稠度增加，血管壁受损，血管阻力增加，易引起高血压。由此可知，高血压与糖尿病都与高血脂有关，因此防治高血压病与糖尿病都应该降血脂。患者明白了这个道理后，可以对比同类产品之间的差异化优势。目前社会上购买的降血压药、降血糖药大多是单一功能，而降血脂药大多对肝脏有一定损害作用。

随着我国经济的发展、人民生活水平的提高，高血压已日益成为一个重要的公共卫生问题。高血压的病因尚未完全明了，但大量证据表明营养因素与遗传因素相结合对人类高血压的发生起重要作用。

临床上高血压分为两类：一是原发性高血压，又称高血压病，是以血压升高为主要症状而病因未明确的独立疾病，占所有高血压病人的 90％以上；二是继发性高血压，又称症状性高血压，病因明确，是某种疾病的临床表现之一。

高血压根据病程可分为缓进型和急进型。前者又称良性高血压，大多数患者属于此型。主要表现在以下几个方面：

(1)起病隐匿，病情发展缓慢，常在体检时发现。

(2)早期血压时高时低，受精神情绪、生活变化影响明显。

(3)血压持续高水平，可有头痛、头晕、头颈疼痛。

(4)长期高血压可引起肾、心和眼睛的病变。

(5)精神情绪变化，失眠、耳鸣、日常生活能力下降、生活懒散、易疲劳、厌倦外出和体育活动、易怒、神经质。

二、高血压的判定标准

高血压的判定标准为血压超过 140/90 mmHg。诊断高血压必须是不同时间段测量血压，有 3 次均超过正常值就可定为高血压病。测量血压时被测者一定是待安静状态休息 10～15 分钟之后测量右手肱动脉血压，每次测量三次取血压的平均值。少数患者会出现阶段性高血压，这不属于高血压病，而是由于在患者在医院紧张出现了血压一过性升高，对于此类患者，可以在家中自己测血压，如果有 3 次血压值都超过正常值，就定为高血压。具体标准可以通过表 7-19 获得。

表 7-19　血压参考标准

类别	收缩压/mmHg	舒张压/mmHg
理想血压	＜120	＜80
正常血压	＜130	＜85
正常高值	130～139	85～89
1 级高血压(轻度)	140～159	90～99
2 级高血压(中度)	160～179	100～109
3 级高血压(重度)	≥180	≥110
单纯收缩期高血压	≥140	＜90

三、高血压的危害和并发症

1. 高血压的危害

(1)头疼：部位多在后脑，并伴有恶心、呕吐感。若经常感到头疼，而且很剧烈，同时又恶心作呕，就可能是向恶性高血压转化的信号。

(2)眩晕：女性患者出现较多，可能会在突然蹲下或起立时发作。

(3)耳鸣：双耳耳鸣，持续时间较长。

(4)心悸气短：高血压会导致心肌肥厚、心脏扩大、心肌梗死、心功能不全，这些都是导致心悸气短的症状。

(5)失眠：多为入睡困难、早醒、睡眠不踏实、易做噩梦、易惊醒。这与大脑皮质功能紊乱及自主神经功能失调有关。

(6)肢体麻木：常见手指、脚趾麻木，手指不灵活。身体其他部位也可能出现麻木，还可能感觉异常，甚至半身不遂。

以上症状都是高血压的危险症状，专家建议首选中药治疗，西药副作用大，依赖性大。

2. 高血压的并发症

高血压病患者由于动脉压持续性升高，引发全身小动脉硬化，从而影响组织器官的血液供应，造成各种严重的后果，成为高血压病的并发症。高血压常见的并发症有冠心病、糖尿病、心力衰竭、高血脂、肾病、周围动脉疾病、中风、左心室肥厚等。在高血压的各种并发症中，以心、脑、肾的损害最为显著。

(1)心力衰竭：心脏(主要是左心室)因克服全身小动脉硬化所造成的外周阻力增大而

加强工作，于是发生心肌代偿性肥大。左心室肌壁逐渐肥厚，心脏也显著扩张，心脏质量增加，当代偿机能不足时，便成为高血压性心脏病，心肌收缩力严重减弱而引起心力衰竭。高血压病患者常伴有冠状动脉粥样硬化，使负担加重的心脏处于缺血、缺氧状态，因而更易发生心力衰竭。

（2）脑出血：脑内小动脉的肌层和外膜均不发达，管壁薄弱，发生硬化的脑内小动脉若再伴有痉挛，便易发生渗血或破裂性出血（即脑出血）。脑出血是晚期高血压最严重的并发症。出血部位多在内囊和基底节附近，临床上表现为偏瘫、失语等。

（3）肾功能不全：肾小球小动脉的硬化，使大量肾单位（即肾小球和肾小管），因慢性缺血而发生萎缩，并继以纤维组织增生（这种病变称为高血压性肾硬化）。残存的肾单位则发生代偿性肥大，扩张。在肾硬化时，患者尿中可出现较多的蛋白和较多的红细胞。在疾病的晚期，大量肾单位遭到破坏，以致肾脏排泄功能障碍，体内代谢终末产物，如非蛋白氮等，不能全部排出而在体内滞留，水盐代谢和酸碱平衡也发生紊乱，造成自体中毒，出现尿毒症。

四、高血压人群的营养原则

1. 控制总能量的摄入，达到并维持理想体重

肥胖者高血压发病率比正常体重者显著增高，过重者减体重和避免肥胖是防治高血压的关键策略。减肥目标是适度的体重减轻，即减轻10%甚至5%的体重足以控制或改善大多数肥胖症的并发症。

2. 减少脂肪摄入，限制胆固醇，补充适量优质蛋白质

将膳食脂肪控制在占总能量的25%以下，每日供给脂肪40～50 g，同时限制动物脂肪摄入，选择富含不饱和脂肪酸的油脂和肉类。降低胆固醇的摄入，应低于300 mg/d。适量补充优质蛋白，大豆蛋白对血浆胆固醇水平有显著的降低作用，可防止高血压的发展，应多加食用。鱼类、鸡类蛋白质可改善血管弹性和通透性，每周进食2～3次。另外，脱脂牛奶、酸奶、海鱼类、虾类等对于降压也有一定作用。

3. 降低钠盐摄入量，增加钾和钙的摄入

轻度高血压每日供给食盐量以3～5 g为宜，中度高血压者每日1～2 g，重度高血压者应给予无盐膳食。在限制钠的摄入量同时要注意适当增加钾、钙的摄入，它们具有降低血压和保护心脏的功能。大部分食物都含有钾，但蔬菜和水果是钾的最好来源。另外，钙治疗高血压病有一定疗效。奶和奶制品是钙的主要来源，其含钙量丰富，吸收率也高。发酵的酸奶更有利于钙的吸收。奶还是低钠食品，对降低血压也有好处。奶制品还能降低血小板凝集和降低胰岛素抵抗。

4. 限制饮酒过量

长期饮酒者体内的升压物质含量较多，酒精能影响细胞膜的通透性，使细胞内游离钙浓度增高，引起外周小动脉收缩，导致血压升高，增加患高血压脑卒中等危险，而且饮酒可增加服用降压药物的抗性，故提倡高血压患者应戒酒。

5. 多吃新鲜的瓜果蔬菜

新鲜的瓜果蔬菜中富含维生素C、胡萝卜素及膳食纤维等，有利于改善心肌功能和血

液循环，还可以促进胆固醇的排出，防止高血压的发展。

6. 饮食有节，科学饮水

要定时定量进食，不过饥过饱，不暴饮暴食。要改变不良进食行为，如放慢吃饭的速度，要细嚼慢咽，不狼吞虎咽。不挑食偏食。要少吃肥肉和荤油、油炸食品，少吃或不吃高能量零食，如糖果、巧克力、甜点和含糖饮料等。

 思考小常识

《黄帝内经》中提出："味过于咸，大骨气劳，短肌，心气抑。"探讨了饮食中"过咸"所带来的高血压等健康隐患以及预防措施。除不能吃过咸的食物外，还要常吃降压食物，忌熬夜、烟酒等，培养健康生活方式，树立全面健康理念。

五、知识要点测试

知识要点测试

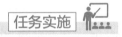

步骤一：工作准备

准备计算机(营养配餐软件完成安装)。将个人的信息及相关内容填在任务工单中(表7-20)。

表7-20 任务工单

任务名称	高血压人群食谱设计	指导教师	
学号		班级	
组员姓名		组长	
任务要求	请为本项目中任务一的一名35岁女性，身高为1.60 m，体重为66 kg，中体力劳动者，中度高血压症状，设计营养食谱，要求采用计算机软件法完成食谱编制，小组成员合作讨论，并独立完成食谱编制，并对食谱进行评价和调整，形成完整的食谱设计书面材料		
资讯与参考			
决策与计划			

续表

实施步骤与过程记录				
检查与评价	自我检查记录			
	结果记录			
文档清单	列出本人完成过程中涉及的所有文档			
	序号	文档名称	完成时间	负责人
	1			
	2			
	3			
	4			
	5			

步骤二：工作程序

参照项目六任务三"高原环境人群食谱设计"的工作程序完成。

计算机配餐应用软件基本操作步骤。

1. 输入配餐各对象的基本信息

2. 确定能量及各营养素的需求量

3. 进行营养食谱的设计

4. 计算机运行得到初级食谱

设计完成食谱后，可得到食谱报告，填写到表 7-21 中。

表 7-21　一日食谱

餐次	食物名称	原料/用量
早餐		
午餐		
晚餐		

5. 设计食谱的评价

6. 完成食谱的最终报告(表 7-22)

表 7-22　最终一日食谱

餐次	食物名称	原料/用量
早餐		
午餐		
晚餐		

步骤三：检查

根据高血压人群营养食谱设计的方法和步骤对工作过程与结果进行检查。

小贴士

　　按以上流程完成高血压人群营养食谱的编制，小组内做好分工，对计算结果进行核算，保证数据准确无误，要求熟练掌握计算机食谱编制流程。

步骤四：评估

　　小组内成员根据成员各自在任务实施过程和结果完成情况，进行互相打分，评价结果呈现形式见表7-23，教师评价结果呈现形式见表7-24。

表7-23　组内互评表

任务名称		高血压人群食谱设计		验收结论		
验收负责人				验收时间		
验收对象						
任务要求		请为本项目中任务一的一名35岁女性，身高为1.60 m，体重为66 kg，中体力劳动者，中度高血压症状，设计营养食谱，要求采用计算机软件法完成食谱编制，小组成员合作讨论，并独立完成食谱编制，对食谱进行评价和调整，形成完整的食谱设计书面材料				
实施方案确认						
文档清单		接收本任务完成过程中涉及的所有文档				
文档清单	序号	文档名称			接收时间	接收人
文档清单	1					
文档清单	2					
文档清单	3					
文档清单	4					
文档清单	5					
验收评分		配分表				
验收评分		考核项目			配分	得分
验收评分	素质考评	工作纪律			20	
验收评分	素质考评	团队合作			20	
验收评分	实操考评	计算机营养配餐软件操作			40	
验收评分	实操考评	高原环境人群食谱最终确定			20	
效果评价						

表 7-24 教师评价表

任务名称		高血压人群食谱设计		验收结论	
验收教师				验收时间	
验收对象					
任务要求		请为本项目中任务一的一名 35 岁女性，身高为 1.60 m，体重为 66 kg，中体力劳动者，中度高血压症状，设计营养食谱，要求采用计算机软件法完成食谱编制，小组成员合作讨论，并独立完成食谱编制，并对食谱进行评价和调整，形成完整的食谱设计书面材料			
实施方案确认					
文档清单		接收本任务完成过程中涉及的所有文档			
	序号	文档名称		接收时间	接收人
	1				
	2				
	3				
	4				
	5				
验收评分		配分表			
		考核项目		配分	得分
	素质考评	工作纪律		10	
		团队合作		10	
	实操考评	计算机营养配餐软件操作		40	
		高原环境人群食谱最终确定		20	
	知识考评	课上测试		20	
效果评价					

项目学习成果评价

依照本项目各个任务完成情况，将自我评价和本项目中各个任务的组内互评、教师评价成绩呈现在表 7-25 中，得到综合成绩。

表 7-25 项目学习成果评价

考评任务	自我评价	组内互评	教师评价	备注
任务一				
任务二				
任务三				
任务四				
项目平均值				
综合评价				

项 目 拓 展

依照以上慢性病人群食谱设计项目，结合膳食指南和膳食宝塔相关内容，为一名体重正常，怀孕 24 周，有妊娠糖尿病的孕妇制定一周食谱。

参考文献

References

［1］中国营养学会. 中国居民膳食指南（2022）［M］. 北京：人民卫生出版社，2022.

［2］中国营养学会. 中国居民膳食指南（2016）［M］. 北京：人民卫生出版社，2016.

［3］中国营养学会. 中国居民膳食营养素参考摄入量（2013 版）［M］. 北京：科学出版社，2014.

［4］杨月欣. 公共营养师（国家职业资格三级）［M］. 北京：中国劳动社会保障出版社，2009.

［5］杨月欣. 公共营养师（国家职业资格四级）［M］. 北京：中国劳动社会保障出版社，2009.

［6］杨月欣. 中国食物成分表（第一册）［M］. 6 版. 北京：北京大学医学出版社，2018.

［7］高秀兰. 食品营养与卫生［M］. 重庆：重庆大学出版社，2015.

［8］綦翠华，杜慧真. 营养配餐与膳食设计［M］. 济南：山东科学技术出版社，2014.

［9］张首玉. 营养配餐与设计［M］. 北京：中国科学技术出版社，2013.

［10］王其梅. 营养配餐与设计［M］. 北京：中国轻工业出版社，2010.

［11］邬全喜，李成蹊，李凤娇. 烹饪营养与配餐［M］. 成都：电子科技大学出版社，2010.

［12］刘开华，王荣荣. 食品营养学［M］. 北京：中国科学技术出版社，2013.

［13］浮吟梅. 食品营养与健康［M］. 北京：中国轻工业出版社，2017.

［14］王鹏. 烹饪营养与配餐［M］. 长春：东北师范大学出版社，2014.

［15］黄丽卿. 营养配餐［M］. 北京：中国轻工业出版社，2013.

［16］范志红. 食物营养与配餐［M］. 北京：中国农业大学出版社，2010.